TRUE 真年龄 AGE

人类衰老的新科学

Cutting-Edge Research to Help Turn Back the Clock

U0281596

Morgan Levine

[美]摩根·莱文——著

李果——译

重庆大学出版社

目 录

致我的女儿阿利亚和丈夫扎克。生活因你们而充满喜乐。你们让我懂得生命的珍贵，期待与你们笃定而充实地度过往后的所有岁月。

第一部分 生理衰老

年龄不能用岁月来衡量。大自然不会平均分配能量。有些人天生老态龙钟，有些人到古稀之年仍旧充满活力。

——多萝西·汤普森，美国新闻界第一夫人

四月，康涅狄格州，一个阳光明媚的下午，我站在厨房里尝试分泌唾液。那天是我的三十六岁生日，作为庆祝，我用一个透明试管收集自己的唾液，然后把它放回整洁的小盒子里，准备寄到乔治亚州亚特兰大的一个实验室。在唾液样本快升至"上位线"时，我把它拿到阳光下，查看里面的情况。我想象着里面所有的细胞——白细胞和红细胞——漂浮在泡沫状的唾液里。每个细胞都包含一个化学代码，破译之后就能揭示出我个人的健康和衰老状况。

扣紧试管盖，把它塞进一旁附带的袋子里时，我回想了一下过去一年里的所有经历。睡眠是否充足？我是否应该在假期吃那么多甜食？过去一年的疫情管制会产生什么影响——当时是2021年4月，新型冠状病毒（COVID-19）[1]已经重塑了我们所知的那个世界。我认为自己十分健康，但真到要窥探生命的密码时，仍不免忧心。原因在于，尽管我知道今晚会吹灭生日蛋糕上的36根蜡烛，但这个检测将最终揭示我的真年龄。

---

[1] 译者注：以下按中文习惯称为"新型冠状病毒"。

样本寄达乔治亚州的实验室后，科研人员会把我的DNA从唾液中的其他成分里分离出来。众所周知，DNA包含遗传密码，它们是我们所有人得以诞生和存续的指令集合。然而，其中还包含着其他关键信息，即某种被唤作"表观遗传编码"（epigenetic code）的隐藏信息。表观遗传编码并不是指我们每个人从生物学父母那继承的DNA序列变化（A、C、G和T的模式），而是指附着在DNA以及/或者包裹DNA的蛋白质上的化学标签。这些化学标签掌控我们的DNA起作用的方式。身为这个领域的科学家，我把表观遗传编码称为"细胞的操作系统"。它决定了细胞的所有基本功能，从新陈代谢到细胞是否/何时应该分裂，甚至还决定了细胞的身份。例如，你大脑中的神经元细胞与构成你皮肤外层的表皮细胞具有相同的DNA序列。然而，将这些不同类型的细胞区分开来的是它们的"表观基因组"（epigenome），它指示神经元成为神经元，表皮细胞成为表皮细胞。然而，科学家们还发现，表观遗传编码随我们的年龄增长而变化，通过解读这些变化，我们可以确定具体的个体的衰老程度跟预期相比是快还是慢，从而揭示出我们的真年龄。

几周后，我收到了附有检测结果的电子邮件。我点击链接、登录个人账号，下拉页面查看结果——31岁。我松了一口气，这与我的期待相符——我的生理年龄比时序年龄（chronological age）小五岁——但说实话，我有点希望这个结果更小点。除了我的整体生理年龄分数，其中还包括了各种生理系统的具体测试结果——如炎症、肝功能，甚至大脑健康分值等。

身为制定这些测量标准的人，我知道它们反映了我的血液中各种蛋白质的相对衰老程度，不同的蛋白质分别与不同的测量类别对应。例如，如果你因为担心自己的肾功能而去看医生，医生可能会检查一系列指标，如肌酐、碱性磷酸酶、尿素氮、碳酸氢盐等。也许你以前也做过类似的检查。通常，检测数值会用于评估各种标志物，也会提示你的特定组织中是否可能患有疾病。但即便你身体一切正常，事关你健康的关键信息也隐藏在这些数字中。结合这些数字，我们可以生成特定组织的健康状况，然后以此为基准，确定你在目前的年龄段比预期更早还是更晚患上疾病。更重要的是，我们不一定需要你前往当地诊所或实验室抽血。实际上，我们可从你的唾液细胞的表观遗传模式中相当可靠地评估你的健康状况。

根据这些系统测量，结合我的新陈代谢和大脑健康程度可知，我的衰老速度并不快。然而，我的问题在于，免疫力不高和可能较高的炎症水平。邮件中一并附上的还有我的衰老类型。根据这种检测，人口中约有10%的人与我的衰老模式类似——这意味着他们身体的各个系统表现出相同的优势和劣势。一般来说，我这种衰老模式更多发生在女性身上，这类人肥胖率最低，但也往往会面临更加紧迫的风险，比如关节炎乃至癌症。虽然多了解自己令人兴奋，但真正重要的是你能为此做点什么。我们能"让时光倒流"吗？虽然科学家们正在努力寻找延缓衰老的方法，但这并不意味着其他人只能袖手旁观。现在，我们每个人都可以行动起来，一旦"知道了自己的身体数据"，我们实际上就有办法确定自己的选择是否有益。

　　在本书中，我会讲述每个人如何监测自己衰老的程度，这样做的原因，衰老的真正含义，以及我们在日常生活中可以做点什么来促进自身的健康。虽然我们还没有获得所有这些问题的答案，但我们可以朝着更加长寿、健康的生活迈出第一步，并重新塑造我们的健康观念。

第一章 超越年龄

健康和衰老的联系

你紧紧攥住同伴的手，迈步走向印象中逐渐模糊的体育馆大门。手心的汗水并不全是因为初夏的炎热，你开始紧张和兴奋，门开了，鼓声传来，你的心跳也随之起伏。此刻的门外，一个女人正坐在一张折叠桌前分发姓名牌。你朝她走去，她微笑着瞥了一眼面前的名单，把一张白色贴纸递给你，上面整齐地印着你的名字。"近来可好？很高兴你能来！"女人说道。"我很好，"你不假思索地答道，"我也很高兴见到你。今晚应该会很开心！"说出这句话时，你希望一切如愿——毕竟，这是你的第30次高中同学聚会了。

进入装饰成舞厅的体育馆，你的眼睛逐渐适应了里面昏暗的灯光。人影绰绰，他们交谈着、欢笑着，相互举杯致意，很快，另外几个正在辨认新来者的人吸引了你的注意。你能认出其中的许多人，但其他人只是依稀记得——你确信以前见过，但又不记得在哪儿见过。然而，在你的右侧，有一个你不管在哪都能认出的女人。她正与几个人兴致勃勃地跳着舞，他们欢笑着，尽量不碰到彼此手中的酒杯。她是麦琪，除了发型，她在过去30年中没有任何变化。

你朝她走去，想和她打招呼，就在此时，有人拍了拍你的肩膀。你转过身，一个男人站在跟前，咧嘴大笑——他比划着"嘿，是我"的手势。"哇"！他说，"见到你真是太好了！时间过得真快，真是难以置信。"冷不丁，傍晚刚来时的紧张感再次涌上你的心头。你不认得眼前对你微笑的这张脸。这个可能刚刚五十出头的人不像你年少时的任何一个玩伴。幸好，你记得每个人都戴着姓名牌——他可能就是因为这个认出了你。你迅速扫了一眼他的姓名牌。"哇，道格！难以置信，竟然是你……你看上去状态不错！"你刻意寒暄，掩饰着自己费劲回想名字的尴尬，有那么一瞬间，你疑心自己记不住道格的名字是因为老糊涂了。不，你意识到这个想法难以置信。你甚至不到五十岁，健康得很，且慢，这种情况绝不会发生在你身上……果真如此吗？

突然间，你震惊地意识到，这种情况肯定会发生在舞厅里的人身上，也许就在不远的将来。按照统计学的预测，今晚在座的200名同学中，仅有半数能活到30年后。谁能活到第60次聚会？如果你能活到那个时候，会是什么样子？你是否会经历更多的离别和病痛，到头来与大家——分享？麦琪还会跳舞吗，就像什么都没改变一样，除了一些非常挂念的朋友已不在身边？

你环顾舞厅，心里对谁会活到那个时候很有把握。尽管你才到中年，但很明显，有些人的生命轨迹已经开始分化，加速走向我们所有人注定的命运。然而，对其他人来说，时间似乎在毕业后不久便神秘地停滞了。你在哪条路上？你会是其中的幸运儿吗？在力所能及的范围内，有什么可以确保你年过八十仍能再次看到这个体育馆？

生理年龄与时序年龄

我们多数人都知道，自己已经活了多少年乃至多少天。但生理年龄真的只是一个数字吗？扪心自问，你知道自己到底多老——或者说好听点，多年轻吗？我们都曾想过这个问题。作为人类，我们天生就能感知到年复一年的各种变化。我们知道死亡无可避免，某种与衰老相关的东西缓缓地引导我们朝它走去。

时间似乎对我们的身体、思想，乃至人格同一性都有不可避免的影响。尽管人都会老，但滚滚向前的时间并不对所有人一视同仁。飞逝的时光对一些人来说尤为残酷，它带来了疾病、损害和失去。对另一些人来说，时光的流逝不过增添了眼角的皱纹，或者仅仅封印了过往微笑的痕迹。如何解释这些差异？我们都以不同的速度和方式老去。虽然我们的时序年龄会以恒定的速率增长，并以生日蛋糕上的蜡烛数量来表示，但我们的生理年龄——或者我更愿意称之为"真年龄"——却并非如此。我们需要更加关心的就是这个年龄。

生理年龄——而非时序年龄——决定了我们在镜子里看到的身体变化。每天早晨起床，我们都能感受到这种变化。生物逐渐变老的过程中，导致大多数疾病的变化和进程时刻困扰着它们。我们习惯于关心时序年龄，要么避讳它，要么为之感到羞耻。但事实恰好应该反过来。我们的时序年龄是个荣誉徽章。它代表了我们的成就、回忆和与亲人相处的时光。时序年龄抓住了所有让生活值得一过的美好事物。但是，真正战胜时序年龄的最好（也许是唯一的）办法，就是拿起武器对抗它那令人忧心的同伴——生理年龄。幸运的是，大自然和科学研究都向我们表明，这在一定程度上是可能的，而且个体在很多方面起着决定作用。

衰老为什么至关重要

我经常被问到，为什么会对衰老感兴趣。我的母亲是一位研究公共政策的教授，致力于改善老年人的健康状况和生活质量。她的研究和相关社会服务有助于为那些因生理年龄增加而容易遭受身体、社会和认知威胁的人建立安全网。虽然这可能影响了我的职业选择，但我认为，是父亲和成长环境促使我投身于生理衰老的科学事业。从我记事开始，就一直对死亡的无可避免和衰老的现实感到痴迷。父亲在我出生时已经54岁了——他是个退休的演员，欣然接受了家庭主男的角色。虽然他总是精力充沛、充满活力，但我打小便知道，他跟我的朋友们的父亲不一样。在其他小朋友从未设想过父母离开之后的世界的时候，七八岁的我已经开始担心父亲可能无法看到我从高中或者大学毕业，无法在我的婚礼上陪我走过红毯，无缘得见孙子等情况了。令我欣慰的是，父亲后来还是见证了所有这一切，包括看到我获得博士学位，进入耶鲁大学医学院成为教授，实现工作梦想等。实际上，父亲一生大部分时间都十分健康，直到86岁时才在与胃癌斗争中败下阵来，当时恰好是我从洛杉矶搬到纽黑文开始在耶鲁大学任职的前两天。

多数人都会同意，我的父亲在相对健康的状况下活到86岁，可以说是一种成功。但我常常辗转反侧，思忖着如果能与他再共度十年、五年乃至一年，我愿意付出些什么。我想，这是大多数因癌症、心脏病、中风、糖尿病或阿尔茨海默病等不幸疾病而失去至亲之人的共同感受。这些意外失去的感觉让我们无能为力。当父亲收到他的癌症诊断结论时，我感觉很无助。是的，我们可以求助于医学专家，希望一些治疗方法可以延长至亲在人世间停留的时间，但我们往往没有意识到，推动疾病发展的进程已经持续了数十年，甚至从出生就已经开始了。

原因在于，这些疾病都是由生物衰老引发。让我们每个人更容易生病的不是物理时间本身，而是人体内分子和细胞之间发生的生物变化，这些变化是疾病产生的基础。简单说，生理衰老是疾病和死亡的最大风险因素。

每次讲授关于衰老的课程时，我都会事先提问学生，他们认为肺癌最大的风险因素是什么。许多人认为是吸烟。毋庸置疑，暴露在香烟环境中会大幅提高肺癌风险。根据美国疾控中心（CDC）的数据，吸烟者患肺癌的风险是不吸烟者的15至30倍。然而，正确的答案实际上是"衰老"。美国国家癌症研究所（National Cancer Institute）估计，人在二十来岁时患肺癌的风险不到二十万分之一，但到七十来岁时，这个风险已提高了八百倍。同样，这背后起作用的并非时序时间。相反，一个七十岁的人的肺组织与一个二十岁的人的肺组织有着本质的差异。人身体里几乎所有器官、组织和细胞的情况均是如此。随着岁月的流逝，我们的肉身也会发生变化。因损伤或生活本身带来的细微变化会在所有人身上累积。然而，这种累积的速度和我们的身体随时间发生变化的程度，对我们每个人来说都是不同的，而这对我们未来的健康和福祉会产生直接影响。

虽然目前仍不清楚哪种与衰老相关的变化对人的威胁最大，但在我所在的耶鲁大学实验室里，我们正在完善一些能够追踪其中多数变化的方法，希望最终能够减缓乃至逆转这些变化。截至目前，我们可以清楚地表明，以时序年龄作参照，那些累积了更多生理衰老变化的人往往在死亡和罹患多种不同疾病方面的风险也更高。

从我所在的耶鲁大学实验室往下走，映入眼帘的是一座玻璃和砖混合风格的现代建筑，它比周围多数建筑都要高出不少。这座大楼里分布着斯米洛癌症医院（Smilow Cancer Hospital）和耶鲁大学癌症中心（Yale Cancer Center），除了救治病人，这里的科学家和医生还对癌症产生的根源和影响开展前沿研究。通过参与该中心的工作，我得以跟该中心包括肿瘤学家艾琳·霍夫斯塔德（Erin Hofstatter）博士和拉霍斯·普斯泰（Lajos Pusztai）博士在内的许多成员开展令人激动的研究活动。我们这个团队的合作目标是了解乳腺组织和（或）血液中的衰老变化与癌症风险的关系。追踪与年龄相关的标志物可能有助于预防疾病，或者让我们能够在疾病进展过程中更早发现癌症。

乳腺癌治疗最常见的干预措施之一是乳房切除术（mastectomy）。1889年，威廉·霍尔斯特德（William Halsted）医生首次开展了这个手术，结果表明，切除肿瘤及其周围的乳腺组织可以减少局部复发的概率。[1]后来的事实证明，只有那些癌细胞尚未扩散至附近淋巴结的妇女才能达到这种效果。与霍尔斯特德医生所处时代有些野蛮的乳房切除术不同，今天的手术在切除一个或两个乳房的同时，还试图保留表层皮肤和底层肌肉组织。

虽然这种手术是为了拯救病人，但被切除的肿瘤和周围组织也能为乳腺癌生成的原因和可能的治疗方案提供科学指引。经过我们的协作努力，我们的科学家团队检查了乳房周围组织的老化迹象，它们来自为治疗乳腺癌而接受乳房切除术，以及为预防或者减少复发而接受选择性手术切除乳房组织的妇女。在这两种情况下，我们都会从被认为是"正常的乳房组织"中提取DNA，这也意味着，即便在患有癌症的妇女中，我们也并非关注肿瘤本身的DNA。然后，我们用这些样本来评估肿瘤组织的生理年龄——我将在第二章中详细介绍这是如何做到的。

我们发现，在比较具有相同时序年龄的妇女的生理年龄时，患癌妇女的乳房组织的生理年龄似乎比没有患癌症的妇女

1 A.Ghossain and M.A.Ghossain, "History of Mastectomy Before and After Halsted," Lebanese Medical Journal 52, no.2(2009): 65-71.

的大。虽然一种可能在于癌症可能会加速附近健康组织的老化，但我们认为更可能的情况是，那些乳房组织加速老化的女性可能更容易罹患乳腺癌。其他癌症亦是如此——组织中与衰老相关的变化可能刺激肿瘤的产生。

我们的研究还表明，上述发现并不局限于癌症。例如，我们用预测乳房样本生理年龄同样的办法检测了大脑的老化情况。我们发现，尸检时大脑生理年龄较大的人（撇开时序年龄不论）可能携带更多的阿尔茨海默病的特征。同样，在评估肺部老化状况时，患有被称为"特发性肺纤维化"的慢性肺部疾病的人生理年龄更大，而在评估肝脏老化状况时，脂肪肝与更大的生理年龄相关。纵观全局，反复出现的情况是，不同器官的生理老化似乎推动了疾病的进展。更重要的是，除了加速需要数十年才能形成气候的疾病进程外，生理衰老还可能让我们更容易受到自然——比如病毒的威胁。

衰老与脆弱性

新冠疫情下出现的新冠感染病例，后来被归因于一种名为"COVID-19"的新型冠状病毒。在疫情出现后接下来的几个月里，"COVID-19"发展成一种蔓延全球的大流行病，感染并导致上百万人丧生。不幸的是，我们认识到，新型冠状病毒对老年人的生命威胁尤其严重。意大利是最早向世人展示这种感染对老年人影响有多严重的国家之一。作为整个欧美世界人口老龄化最严重的国家，意大利的疫情死亡率迅速飙升至全球平均水平的三倍以上，到2020年4月，大约有14000名80岁以上的意大利人因新冠疫情死亡。

虽然有些病毒对儿童威胁更大——如1918年大流行时的流感病毒——但许多病毒和细菌感染的危险随年龄增长而增加。据报道，美国每10个因新型冠状病毒死亡的人中有8个是65岁及以上的成年人。[1]虽然为何严重病例往往集中在老年人群的确切病因尚不清楚，但它显然与我们的生理衰老过程中发生的变化相关。衰老过程降低了我们的身体对外部威胁的保护能力。我们也逐渐失去了复原能力。这一点从患有基础疾病——如心血管疾病、糖尿病、慢性肺部疾病、慢性肾脏疾病和肝脏疾病——人群中因新冠病毒死亡率增加的模式中得到了进一步证明，这表明，决定新冠感染症状严重程度和死亡敏感性的不仅仅是时序年龄，更关键的还是生理年龄。一旦被感染，你的身体越老，生存的机会就越小。

然而，我想澄清的是，虽然许多因新型冠状病毒死亡的人都有基础疾病，但很少有人在感染病毒之前就已病入膏肓。这一点很重要，因为对许多人而言，保护受到现存社会偏见影响的人群会引发麻烦。当人不情不愿地待在家里，眼睁睁看着我们习以为常的生活被颠覆时，不安的情绪开始占据上风。《华盛顿时报》（Washington Times）在线观点编辑谢丽尔·K.查姆利（Cheryl K. Chumley）主张让国家恢复正常，其论据为"老

---

1   CDC, COVID-19, "Older Adults: At Greater Risk of Requiring Hospitalization or Dying if Diagnosed with COVID-19".

年人口死亡，这就是病毒的后果"。[1]尽管许多人都开始质疑保护老年人免于死亡的努力是否值得，但类似的理由并不单单出现在耸人听闻的媒体上。找看到它一次又一次地出现在社区论坛、在线社交媒体和博客上。是的，这就是事实——老年人通常更容易死亡。然而，许多人并未意识到，新型冠状病毒并非仅仅偷走了一个人生命的最后时光，它更是造成了上百万的生命损失。许多因新冠病毒丧生的人尚有数年——或者数十年——的寿命。这些时光本可以与所爱之人一起度过，也可用来为社会做贡献。许多人可能因为上了年纪而比其他人更加脆弱，但他们也并非命悬一线。相反，像新型冠状病毒这样的沉重压力才让他们失去了生活的锚点。

延长健康期的目标

鉴于衰老会偷走你的健康乃至生命，我们会抵抗衰老也就不奇怪了。且慢，如果变老不一定要由疾病诊断、处方药、医院就诊和辅助设备来定义呢？我们有可能在大体健康的情况下变老，同时又不失去我们最珍视的人格同一性。与时序年龄不同，科学和进化都告诉我们，生理衰老是可塑的。它可以变得更快或者更慢，这直接取决于你的基因，但更重要的还是你的行为。由于生理衰老和健康之间的联系，据估计，如果我们每

1　C. K. Chumley, "Coronavirus Case and Death Counts in U. S. Ridiculously Low," Washington Times, April 14, 2020.

个人都把自己的衰老过程减缓七年，从而在七十岁时拥有六十三岁时的生理特征，几乎所有重大疾病的死亡风险都会下降一半。[1]

但我们如何才能做到呢？从个人角度讲，首先是了解你自己的生理年龄。我们都知道自己的时序年龄——活了多少年——但大多数人并不知道自己在生理层面的真实状况。是的，我们可以根据自身的外表、体能水平和医生的反馈做出假设，但这是否足以确定我们日常活动起了作用？能够科学地确定生理年龄，让我们可以用全新的方式主动掌控自己的健康和福祉。跟在体重计上称重的道理一样，我们也可以间接地监测并采取积极措施来改变生命的衰老进程。了解并努力改善我们的生理年龄有助于我们活得更长，即延长我们的寿命。但更重要的在于，它能帮助我们以更加健康的方式生活，预防或推迟疾病的发生，从而延长所谓的"健康期"（healthspan）。

至于为什么对衰老和健康期的关注至关重要，你可以设想一组堆叠的积木，每一块都代表生命的一年。此外，这些积木的颜色各异，表示了生命衰老的不同阶段。

——紫色和蓝色的积木代表发育和生长阶段（比如童年和青春期）。

——绿色积木代表我们多数人在成年之初的典型经历，其特点是身体和认知能力达到顶峰。

1　S. J. Olshansky, "Articulating the Case for the Longevity Dividend," Cold Spring Harbor Perspectives in Medicine 6, no. 2 (February 2016): a025940.

——黄色积木代表中年时期的普遍经历，此时你的反应速度有所降低，但总体上仍保持健康。

——橙色积木代表所谓的疾病多发期，此时你可能被诊断至少患有一种慢性病，但你的生活仍能自理。

——红色积木代表身体状况和（或）认知能力严重恶化，这通常是由于多种慢性疾病并发所致。在这个阶段，人通常已经失去了完全的自理能力，因此非常依赖他人或者设备来满足日常生活所需。

想象一下，在这个假设的例子中，紫色和蓝色的积木数量是固定的，你不可能拥有更长时间的青春期了。在情景1中，设想每个人得到的积木总数相同，例如60块（减掉紫色和蓝色积木数量之后）。这意味着，每个人的寿命完全相同。但我相信你已经明白，人的60块积木可能存在各种颜色的配置。甲可能有30块绿色积木、28块黄色积木、2块橙色积木；而乙则可能有10块绿色积木、20块黄色积木、20块橙色积木、10块红色积木，如此等等。鉴于橙色表示疾病多发期，红色代表身体状况严重恶化，我相信，所有人都愿意像甲一样，生命中多些活力与健康（绿色和黄色积木），少些病痛（仅有2个橙色积木）。而乙则与之形成鲜明对比，乙的健康状况迅速恶化，成年后1/3的时间都在生病，其中十年更是生活不能自理。

显然，除了积木颜色构成的差异外，人拥有的积木数量也各异。我们把积木数量视为人的寿命。埃尔维斯·普雷斯利（Elvis Presley）仅获得了42块积木，而保罗·麦卡特尼（Paul McCartney）则有79块，而且还在不断增加。通常，你的不同颜色的积木更替越快，所剩的积木数量就越少。同样，每个人的积木套装中都有不同的颜色分布，因此，为延长寿命计，人可以设想各种方式来增加生命年限（即积木数量）。例如，人可以增加红色和（或）橙色积木，延长患病的年限。相反，人也可以增加绿色和黄色积木，以增加无病的年限。

如果有得选，我相信每个人都会选择绿色和黄色积木，但不幸的是，我们已经习惯并依赖的医疗系统几乎仅专注获取橙色和红色积木——延长生病后的寿命。传统上，医生受的教育让他们被动等待病人的诊断报告，然后优化治疗方案以提高生存率，但这往往以牺牲生活质量为代价。以我们的卫生系统目前对糖尿病的处理方式为例，尽管许多人在例行体检时都会测糖化血红蛋白（HbA1c），但在被诊断为疑似糖尿病患者之前，大家都不会讨论疾病的预防事宜。通常，如果你的血糖低于临界值，医生会说："你的血糖看起来不错！"但除了安慰人心，医生还应积极帮助病人保持血糖水平尽可能低于区分非糖尿病人和（疑似）糖尿病患者的红线值。并非每个低于临床阈值的人都会很快患上糖尿病——你离危险区越远，就越不可能被衰老进程推入疾病状态。更重要的是，我们知道，饮食和体育活动可以改善这些数值，这对"健康"的人也适用。在最大限度提高生理健康方面，我们每个人都有巨大的改进空间。

医疗系统会持续关注生命垂危之人的救治。但作为补充，关注延长个体健康年限（即健康期），不仅可以提高生活质量，而且还可大幅削减医疗保健支出和未来世代因患病而产生的社会成本。实际上，需要救命治疗的人也会更少，因为整个人群经历的疾病总体上也会减少。

听上去还不错！那么问题来了，我们如何实现这一目标呢？答案是延缓生理衰老。每一年你都会获得一块积木，它代表了物理时间又过了一年，但这个积木的颜色则取决于你的生理年龄。在现实中，积木并非仅有六种颜色，而是会呈现光谱状分布——并不存在一个截然的绿色积木；存在的只是一个从蓝/绿到绿/黄的连续体。待到明年，你拿到一块新的积木时，难道不希望自己事先知道，并且在一定程度上决定它的颜色吗？

第二章

为何要测量真年龄

　　如果我们是否能活得更长久、更健康，取决于我们是否有能力延缓衰老的进程，那么，给"生理衰老"一个切实的定义就显得至关重要。在医疗实践乃至整个社会上，我们通常把时序年龄等同于生理年龄。但如果我们把衰老视为界限分明或者可被控制的对象，这种看法就不管用了。无论从哪个角度讲——除非你是爱因斯坦著名思想实验中的人物[1]——时序年龄对地球上所有人都一样，而且我们无法掌控它，而生理年龄则因人而异。因此，我们需要重新定义世人看待和计算年龄的方式。

完美系统的朽坏

　　我的父亲年轻时是一名优秀运动员。他在南加州大学踢足球、打棒球，并在美国海军陆战队服役。然而，跟所有人一样，随着年纪的增长，他引以为傲的体能也逐渐丧失。当父亲在与癌症的斗争中败下阵来时，他在我心中充满力量和活力的深刻印象也几乎消失殆尽。我发现，父亲需要撑着我的肩膀才能从室内走到室外他最喜欢的椅子旁。回想起来，我无法想象从大学生运动员到86岁去世期间，他的身体发生了多少变化。

1　　译注：此处谈论的为双生子佯谬思想实验。

细微的变化最终累积成了质变，并最终重新塑造了他的生命样貌。

我女儿最热衷的活动是制作沙艺。通常，我会手拿瓶子，她则小心翼翼地把沙子倒进去，层层沙子颜色各不相同，就像翻滚的波浪和条纹。一般而言，到最后我会在瓶子顶部留出很多空间，于是，当女儿拿着她新创作的艺术品在屋子里走来走去，跑到她父亲面前炫耀，倒转沙瓶展现沙艺的精巧时，沙子的颜色也变得混杂。我经常想，这是否就是发生在我们每个人身上的事情？我们年轻时，身体是复杂但相互协调的艺术品。每个特征和功能都像经过专门设计，从而让肌体能够正常运作——生存。然而，随着年岁日增，这个隐喻中的沙粒也慢慢发生形变。最终，经过设计的艺术品变得模糊。功能不再——我们的生存能力也丧失了。

幸运的是，我们的身体偏离年轻形态的速率并非事先确定的。损伤和压力可能加速这一进程。如果我的女儿大力摇晃她手上的瓶子，颜色的模式也会很快消失。如果她把瓶子静置在桌面，模式消失就会慢一些。回到我们的身体，我们活着的每一天都会遇到可能改变身体样貌的东西——辐射、有毒化学品和破坏性的微粒物质。烟草烟雾包含7000多种化学物质，其中250种被认为是有害的，有害物质中的69种是已知的致癌物。[1] 吸入烟草的烟雾——无论是一手烟、二手烟乃至三手

---

[1] CDC, How Tobacco Smoke Causes Disease: The Biology and Behavioral Basis for Smoking-Attributable Disease: A Report of the Surgeon General, Centers for Disease Control and Prevention, 2012.

烟——会全面影响我们身体几乎全部机能，从肺部到肠道无一幸免。甚至除了环境中的有害因素以外，生命本身的进程也会让身体的结构和功能发生变化。我们吃的东西、呼吸的空气、体内的每一个化学反应——都是有代价的。

然而，生物学（与我女儿瓶子里的沙子不同）中最令人惊异的事情在于，人的体内有一种非凡的自我调节、再生和修复能力。这是所有生物都具备的惊人特点，从某种角度讲，它就是生命的定义。因此，除了损伤以外，造成个体衰老速度差异的另一个主要因素是"复原力"（resilience）——身体自我维护和修复的能力。如果没有这些复原因素，我们都活不到今天，更不用说活到90岁了。生物在本质上是自我调节和自我维持的系统，科学家称之为"开放系统"，这意味着该系统可从其周围环境中汲取资源或能量，并用它执行特定的功能——其中之一就是自我保存。

因为我们的身体是开放的系统，它就会耗费大量精力供养和维持其精细的结构，而且越是有效地做到这一点，系统应对变化的复原力就越强。有些人生来维护身体系统的效率就胜人一筹，不幸的是，随着年龄的增长，我们所有人的效率都会降低。但幸运的是，证据表明，我们对生活方式的选择可能促进身体的维护和修复机制。例如，有证据表明，急性轻度压力实际上会提高复原力。

为了说明急性轻度压力，兹举两例：运动和热量控制（CR）。虽然我会在本书第二部分更详细地讨论这两个问题，但概而言之，这两种行为实际上都会开启身体的维护和修复系统。从根本上讲，轻度压力向身体发出的信号是它需要变强。然而，能够引发这些有益反应的压力强度是有限度的。与身体对轻度压力的反应相反，长期或极端的压力实际上会适得其反，它会带来全面的损害，加速因衰老而来的机能衰退。凡事讲究恰到好处，有益和有害的压力之间似乎存在一个神奇的临界点——稍不注意就会运动过度或吃太少。因此，棘手的问题在于找出最合适的压力强度，以增强复原力，同时还要最大限度减小压力造成的损害。鉴于我们每个人可承受的最佳压力强度是不同的，最好的办法就是直接测量你的身体机能或衰老程度——并跟踪各种活动对你生理衰老进程的影响。

找准自己的位置

我们的社会已经迷上了对生活的全面测量。我们测量自己的步数、睡眠时间、消耗的卡路里、屏幕使用时间、心率等，那么，我们为何不测量对健康最重要的事项呢？也许其中一个原因在于，人对衰老以及它真正意味着什么缺乏深入理解。很明显，我们都知道生理年龄越小越好，但如果按日历你已经50岁了，但生理年龄却仅有40岁，这究竟是什么意思？再次重申，生理年龄代表人在寿命连续谱上的位置，即人在生命起点和终点之间所处的位置。

为了说明这一点，我经常把生命想象成一条十英里长的跑道，所有人都在上面奔跑。比赛开始一段时间后，我们就能回头查看每个人所在的位置。比方说30分钟后，68%的人都跑完了 2.5 到 3.5 英里的路程，而多数人都位于 3 英里左右的地方。其中跑得最快的可能位于 6 英里处，最慢的可能仅跑了 1 英里。尽管所有选手在赛道上耗费的时间都一样（30 分钟），但每个人相对于起点和终点的位置明显不同。接下来，我们需要弄清楚，所有人的平均值会出现在什么位置。按这种思路，眼下这组的平均速率为每 10 分钟 1 英里——在比赛进行到 10 分钟时，我们预计他们刚好跨过了 1 英里的指示牌。20 分钟后，2 英里；30 分钟后，3 英里；以此类推。我们再根据这个假设规定的速度重新校准每个选手。回到刚才这个小组，我们让时间停留在 30 分钟处，位于 3 英里处的人可以说已经 30 岁了（他们跑完了普通人在 30 分钟后跑完的距离）。位于 2.5 英里处的人为 25 岁（他们位于普通人在 25 分钟后所处的位置）。位于 3.5 英里处的人则为 35 岁。而位于 6 英里处的最快者为 60 岁，位于 1 英里处的最慢者为 10 岁。

我相信你已经明白，与多数比赛不同，生理年龄的比赛是你最不想赢的比赛。你的速度越慢，跑的时间越长。此外，与实际的比赛不同，在生理年龄的赛道上确定人的位置是比较困难的——我们不能仅从时间快照上查看每个人的位置。或者这也是可行的办法？科学家们（包括我自己）正在努力开发一些方法，以评估一个人在任何特定时间段内位于赛道上的位置。但这个方法并未成形，我们对如何评估生理年龄也缺乏整体共识。

回到我女儿的沙艺，我们可以问，如何开始量化每一个过去发生的足以让我们变得不同的细微变化？实际上，我们无法量化身体中每个与年龄相关的变化，也没有必要这样做。相反，我们可以依靠更大的模式或现象。在沙子的例了中，这相当于测量蓝色沙子在瓶子中下降了多少，或者粉色沙子的宽度变化，以及混合色沙子与纯色沙子的比例。至于对生物体衰老的评估，我们通常会寻找以下模式：（1）身体分泌特定物质的水平；（2）身体表面特征；或者（3）身体完成一些预定任务所需的时间。

有趣的是，我们的大脑已经在某种程度上弄清了识别生理衰老的办法。在注视我们祖父母、父母甚至我们自己的老照片时，我们可以轻易分辨出哪些照片是在青少年时期、青年时期、中年时期或者老年时期拍摄的，而不需要知道具体的拍摄年份。这是因为，我们的大脑非常善于识别年轻面孔和年老面孔的身体模式，甚至面对陌生面孔也是如此。一些生物科技公司正用人工智能开发年龄预测技术，它可根据面部图像识别生物衰老状况，就像大脑一样。一般来说，整体上衰老较慢的人往往看上去也更年轻。然而，基于面部图像的生理年龄预测技术与人体内发生的变化可能不一致。像整容手术、肥胖和防晒习惯等都能在不改善体内健康状况的同时，让面容看上去更年轻或者更老。

在我的实验室，我们一直致力于开发评估生理年龄的准确、可靠的技术，其背后用到的是分子和（或者）生理数据。这已经成为可能，因为在预测生理现象和计算机凭借海量数据（即所谓的"大数据"）做出预测方面，科学和技术都已取得巨大进步。因此，我们仅需从一个人身上提取点血液或唾液样本，然后测量几十上百个生理变量，接着将其并入一个数学模型，最后就能对个体生理年龄做出信息评估。

对多数人来说，他们的生理年龄估值与其时序年龄相同，或至少与之相仿。然而，对于那些生理年龄估值大于时序年龄的人，我们发现他们在不远的未来更可能患上与衰老相关的疾病，如癌症、心脏病和糖尿病等。我们还发现，这些人的剩余预期寿命也往往较短。反之亦然——平均而言，生理年龄较小的人可以期望未来有更长的健康期。

凡此种种，让了解自身生理年龄的想法变得可怕，实际上，当我跟人谈起生理年龄时，得到的答案往往是"我压根不想知道！"然而，生理年龄的威力不见得就只是让你瞥见自己的未来，告诉你活过未来十或二十年的可能性。相反，它让你得以瞅见一个可能的未来——一个你有能力改变的未来。任何特定日子的生理年龄都不是注定的。这就是我们所谓的"可改变的风险因素"。诚然，人的生理年龄在特定时序年龄阶段的年轻程度是有限度的（目前来说如此）。然而，同一时序年龄段的人中，生理年龄却存在巨大差异，其中大多数无法归因于遗传。因此，了解自己的生理年龄，就掌握了控制自身健康的方法。

我们用到的概念与体重管理相同。如果想减肥，你应该知道自己体重几何，目标重量是多少。如果你试图做出改变，就需要知道自己的身体数据。如果你不知道，那又如何辨别自己是否走在正确的路上？这对年轻人或中年人来说尤其重要。通常，二十来岁到四十来岁的人对自己与同龄人相比的健康状况没有概念。只有当他们再老一点，开始生病以后，才会意识到老之将至。而在生命早期测量生理年龄，人就可以发现一些有助于延缓衰老、推迟患病的知识。

尽早敲响警钟

最近，我评估了一位名叫丽贝卡（Rebecca）的37岁女性的生理年龄。因为年轻，她还没有出现任何疾病的征兆。然而，她的腰围确实大于正常值，根据其BMI值被归类为肥胖人群。她向医生请教近期化验结果的意义，按照实验室参考标准，一切指标又都在正常范围。然而，她的医生在查看其血检结果时没有注意到，相对于她这个年纪的正常估值，她实际上相当不健康。事实上，就生理年龄的估值论，她的身体状况跟其他时序年龄44岁的人相当。

尽管7岁的差异听上去没那么糟糕，但与同龄人相比，她的死亡风险已大大增加。在同年龄段的人中，她的生理年龄位于垫底的5%范围。此外，生理年龄与同龄人相比大了7岁可没那么简单，这还意味着，生理年龄和时序年龄的步调不一在短短37年中就发生了。想象在她生命中的某个时刻，生理年龄和时序年龄刚好相等。如果上次出现这种情况是在出生时，则我们可以认为她的衰老速度比预期快20%——以生理年龄44岁除以时序年龄37岁（44比37为1.2）。照此下去，到她65岁生日时，我们预计她的生理年龄为77岁。一切从好的方面考虑，假设她在23岁左右之前以正常速率衰老。高中时，她参加体育活动，年轻且身体恢复快。但大学毕业后，她的生活方式开始变差。就目前的情况而言，她在过去15年中的平均衰老速度比预期快了50%——也即她在过去14年里，生理上衰老了21岁。按照这个速度，她能活到65岁生日就实属幸运了，但如果做到了，彼时她的生理年龄会是97岁半。

就丽贝卡而言，我们仅知道她某个时刻的生理年龄，所能得出的信息也不过如此。实际上，我们想要的是衰老进程随时间推移的持续反馈。就像你不会在一生中仅称一次体重一样，特定场合的生理年龄测量也只能让我们瞥见事情的现状。这幅图景并不完整。与我们许多人每个月或者（有些人）每天量体重类似，每年测量生理年龄有助于确定我们所谓的"衰老速度"。有了这些信息，你就可以开始推断未来的境况，也可以评估你对生活方式的选择所产生的影响。

得知自己的生理年龄后，丽贝卡开始尝试素食，也尝试着多运动。她循序渐进地做出了改变，先是从食谱中去掉了肉类，然后是乳制品，并且每周内隔几天就会长距离步行一次。一年后，她的生理年龄降到了42岁，我们计划明年再测一次。

生理年龄的力量可归结为一个事实，即它是可以改变的。遗传的风险无法改变，但你的生理年龄可以。像丽贝卡一样，一旦确定了生理年龄，你就可以相应地调整自己的行为和生活方式，然后重新测试，并揭示出你的行为选择带来的影响。

反思当前的医疗模式

此刻，你可能会想："如果我每年做一次体检，难道还不够吗？为什么我还需要知道自己的生理年龄？"诚然，体检对于尽早发现疾病（又称"二级预防"）而言很重要。但它并不适合一级预防，即完全防止疾病的发生。

更重要的是，我们已经证明，全面评估整个身体状态的办法比常用的实验室单项检测更有参考价值。例如，我们中的许多人可能已经向医生请教过胆固醇和血糖检测结果的意义。传统上，如果你的检测值低于（对有些检测而言则是高于）某个阈值，那么，你的结果就被认为处于"正常"范围。但这种技术的问题是，许多临界值的选取显得有些随意。不存在一个让我们跨过之后就变得不健康或生病的胆固醇阈值。即便在正常范围内，导致我们每个人患病的直接致病风险也不同，这在一定程度上取决于我们距离阈值的远近（高于或低于）。显然，评估一个人的患病风险时所要考虑的另一个相关因素是年龄。如果拿一个30岁的人跟一个70岁的人相比，前者出现高胆固醇值是个严重得多的指标，说明身体出了问题。然而，我们的医疗系统开展的是标准化护理，而非个性化护理。

在评估生理年龄时，我们需要考虑多种检测的全部可能结果，接着参照以下几点来评估一个人的状态：（1）他们这个年龄段的人的预期情况；（2）与患有某种疾病或在一定时间内可能死亡的人相比，此人的情况有何不同；（3）他们与以前的状态相比有何不同。因此，与实验室的单项检测相比，生理年龄更多地体现了个人的多重特征。单一指标值较高通常不足以大幅提升人的生理年龄。生理年龄并非二元的，因此也更有跟踪的意义。对传统的实验检测而言，通常仅有两个选项——正常或高出阈值。有时你会被提醒快到临界值了，但这些二元测试法所能提供的反馈仍旧有限，对年轻人尤其如此。

鉴于生理年龄测量的新颖性，我们对人可以做什么来延缓或扭转衰老速度仍缺乏全面理解。对普通人做出比较的流行病学（或基于人口的）研究强调了那些看上去老得更慢的人的一些重要共同点——相关发现也显得平淡无奇。通常，与其他同龄人相比，生理年龄估值较小的人往往不抽烟、少喝酒、经常锻炼、吃更多的绿叶蔬菜、红肉吃得少、睡眠更好、压力也更小。

这些都讲得通，因为我们知道，上述所有事项都有助于长寿和健康。然而，尽管在人口层面得出了这些发现，但我们仍不知道单个特征对个体的影响。具备更多这些习惯的人很可能会老得慢些，但结果可能对每个人都不一样。此外，这门科学本身并不完美。我们仍然只是粗略地估计了什么是理想的饮食，以及你应该做多少或者参与何种运动而已。

从生理年龄看我们的选择

每次在杂货店结账的时候，我都会扫一眼柜台旁的杂志区。奇怪的是，杂志上似乎每周都会鼓吹一种新的饮食习惯、锻炼计划或超级食物。无数书籍和文章都在介绍锻炼、饮食和睡眠的最佳方式，以及世界上每一种疾病和健康状况的应对之策。但我们如何才能真正知晓哪些对我们有用，哪些没用呢？比方说，营养学给出的建议似乎每隔几年都会改变。部分原因在于人们的饮食习惯千差万别。不仅饮食构成差异巨大，而且我们往往难以确定哪些关键差异会影响健康。

营养学研究的另一个问题是如何测量饮食变量。首先，多数营养学研究必须依靠个人短期食物摄入量的报告，客观、准确且长期追踪成千上万人每天的饮食情况难于登天。因此，研究营养学的时候，我们常常不得不默认人们会诚实地报告他们的饮食状况。但我们知道，就像体重或年龄的情况一样，人往往会歪曲自己实际的饮食状况。其次，我们必须假定，人在参与研究期间的饮食状况反映了他们日常的饮食习惯。可以想象，如果有人告诉你，你必须记录一周内摄入的一切食物，然后将其提交给研究小组，你很可能会表现得很好！作为生来就努力获取群体承认的社会动物，人往往会尽量表现出自己最好的一面，在陌生人面前也是如此。知道自己正在被观察，往往会给你额外的意志力，让你对深夜时分的一碗冰激凌或一杯啤酒说不。综上所述，这些都是营养学建议充满矛盾的一些原因。每项研究都带有很大的局限性，让我们无从了解真相。

营养科学混乱的另一个原因是人的异质性。通常，对某个研究群体有效的方法不一定能推荐给所有人。人与人存在差异。然而，评估最新报道的科学研究是否能减少疾病风险的不二法门是亲自上手测试。而这需要类似生理年龄的经验性结果标准来确定效果。

虽然个体实验在任何意义上都并非严格的科学研究，但这是奈飞（Netflix）公司的纪录片《健康实验室》（*The Goop Lab*）中"健康期计划"一集的基本前提。在这一集里，伊利斯·洛南（Elise Loehnen）、温迪·劳里亚（Wendy Lauria）和格温妮丝·帕特洛（Gwyneth Paltrow）尝试了三种不同的饮食——鱼素饮食（pescatarian，即饮食中肉类仅包含鱼类的饮食习惯）、素食，以及由我同事沃尔特·隆戈（Valter Longo）提出的五天模拟禁食。[1]（我会在本书第二部分详细讨论隆戈博士的工作，并解释制作方选择这几种饮食的原因）。开启新的饮食习惯之前，三人都抽了血，而在坚持新的饮食习惯一段时间之后又抽了一次。两份血液样本都送到了我的实验室，用于测算三位女性在这个小型个人实验之前和之后的生理年龄。我们发现，伊利斯和格温妮丝的生理年龄下降了（大约一到两岁），而温迪基本没变化。在此，我绝非要主张这档节目是个有效的实验；相反，它更多是带有娱乐效果的表演。现实生活中，几个星期的不同饮食——无论是鱼素、素食还是一次性轻断食——都不会对健康造成明显的长期影响。我敢说，回归正常生活几个星期之后，新饮食习惯的影响就会荡然无存。话虽如此，这个节目确实是个简单易懂的例子，说明了生理年龄在追踪长期健康行为方面的应用。

生理年龄的生物黑客技术

每年或每半年持续跟踪生理年龄，可以评估人的衰老速

1   M. Wei et al., "Fasting-Mimicking Diet and Markers/Risk Factors for Aging, Diabetes, Cancer, and Cardiovascular Disease," Science Translational Medicine 9, no. 377 (February 2017).

度，正如上文所述，这比了解你在某个时刻（乃至两个时刻）的生理年龄更有参考价值。掌握自身衰老速度的知识有助于我们制订专门的个人养生方案、饮食习惯和作息时间，从而尽可能长期在生理上保持年轻和健康——无论是身体内部还是外在样貌。从多方面讲，生理年龄的追踪都类似于数据驱动的生物黑客技术。通常，生物黑客技术有两种含义——第一种是自助生物学（DIY biology），散见于各种业余实验室（例如，用基因编辑技术或药物在自己身上做实验）。这不是我在此要提倡的。第二种类型则基于个性化的健康管理，即了解个体的生理特征，从而专门为你和你的身体制订干预措施来提升健康状态。这种生物黑客思想的关键是强调个性化和个人在提升自身健康方面的责任。我们每个人的健康状况和生理年龄都不尽相同，通常，生活方式上的细微变化就能带来改变。总之，你的健康与你的生理特征相关，不存在"一刀切"的解决方案。

测量生理年龄为人们提供了一个窥探自身独特衰老进程的机会，它让我们每个人都可能更长寿、更健康。然而，最后的成功取决于我们对被优化对象的清晰定义。如果为了延缓衰老和改善健康——两种看似抽象的状态——那么，又应该如何确定最适合个人的饮食习惯或运动计划呢？

《健康实验室》播出后，我收到了数以百计的请求，询问是否可以测量他们的生理年龄。许多人描述了他们为延缓衰老所做的努力，还急切地询问是否有效。还有人讲述了自己的祖母在100岁时仍旧健康矍铄，想知道自己是否也继承了长寿基因。另一些人为心脏病、糖尿病或其他疾病的家族病史而忧心，他们想要避免同样的命运。过去，这些人只能自认倒霉。传统上，不存在任何有效的方法让普通人评估自身的生理衰老状况。但一切都在变化。就在过去的一两年里，出现了一些消费级的产品，让任何人都能追踪他们生理层面的衰老和健康状况。其中的环节包括居家测试、详细评估报告，甚至在线调查，它们承诺帮助你确定真年龄。多数测试会得出一个生理年龄，你可将其与你的时序年龄对比，从而确定自己衰老得比预期快还是慢。我参与开发的一些测试方法可提供更多的信息，让人得以确定哪些系统会导致更大或更小的生理年龄（后文详述）。

尽管这些测试并不都同样有效或可靠，但其中许多都基于十分深入的科学研究。然而，在评估哪些测试能最有效测量人的真年龄以前，我们首先需要确定实际测量的具体内容。换言之，什么是"生理年龄"？

第三章

什么是生理衰老

　　《韦氏大词典》上"衰老"（aging）的定义是"年龄的现在分词"，其中年龄的定义为"人从出生到此后任何特定时刻之间的持续时长"。对我来说（也许对你也一样），这不是个令人满意的定义。衰老远不是时间的流逝，我希望你也认识到了这一点。但我们仍无法给"衰老"一个更恰当的定义。

　　关于衰老的定义，可谓言人人殊。实际上，我曾出于好玩就生理衰老的定义询问过一些朋友和家人。以下是他们的一些回答：

　　"白发、皱纹、疲惫……以及孩子叫你注意某些东西时，你转身间扭伤了肌肉。"

　　"衰老是一种综合现象，因缺乏自我修复机制来全面纠正机体累积的损伤、错误和机能障碍所致。"

　　"一种与生物体寿命步调一致的延时关机状态。"

　　"我们的肉身在自我维持、机动性和活力方面不断下降，直至出现问题。"

　　"随着时间的推移，细胞、器官、各种系统和功能的逐渐生长和退化。"

　　"机体能力下降，但精神、情感和意识特性日益突出。"

　　"衰老是'终点线'真实可见的时候。"

　　"时间有了心跳声。"

　　衰老是命定还是偶然？

新墨西哥州一家小酒店的会议室里，一群科学家——我也在列——聚在一起讨论衰老的调节机制。 些人对新发现的讨论显示了干细胞的衰退是如何导致衰老的。另一些人则指出了端粒缩短的影响。尽管每个发言者都为衰老给出了不同的解释，但都一致认为：损害会随时间累积，进而产生与衰老相关的疾病和官能衰退。直到最后一位发言者登台，情况才有所不同。这位科学家断言，衰老是编进基因中的程序。我们身体内都有一个时钟，它实际上在迫使我们的身体变老，同时缓慢倒数剩下的日子。他认为，这个时钟是进化的结果。衰老和死亡对整个族群是有好处的，简单讲，老年人的死亡确保新生世代的成功延续，进而保证了群体的生存。如果这是真的，他认为我们只要确定控制这种进程的中央调节器或开关，就可以直接"关闭"它，并最终停止或（可能的话）逆转衰老的进程。毕竟，发育是一个高度程式化的过程，可通过实验来操控，那为什么衰老就不能呢？

不用说，这一论断遭到在场其他科学家的反驳。他们争辩道，衰老与发育不同，而且进化不会让群体的适应性凌驾于个体之上。相反，我们都知道，机体每天都会出现少量损伤，几十年后，这些损伤累积到一定程度，细胞和组织就会衰退。从根本上讲，科学家们认为衰老是我们最终为活着本身付出的代价。虽然我经历过许多科学辩论，但没有一个辩论能像主张衰老是个预先指定的程序或不幸的代价那样引发热烈反响。

我对衰老的定义在一定程度上模糊了这两个对立面。我把它定义为"特异性的丧失"（loss of specificity）。我相信，存在一个特定的状态——或少数状态——机体的健康达到最佳状态（回想一下沙艺的例子）。然而，实现并保持这种状态，机体要付出大量努力。这不是一件容易的事。经过进化，我们的身体已经"学会"了如何有效和可靠地达到这种状态——发育是非常精确的，它通过程式化的步骤来确保我们多数人都能完成这个过程。这就是我们来到人世间的全部原因。幸运的是，我们的发育程序运作良好。那些发育程序远不如我们的物种已经消失了。它们不复存在，因为它们与生存不相容。

同时，我确实认为，物种的寿命在一定程度上是既定的，这种说法仅在生命注定要对抗衰老的意义上有效。此处的既定与发育过程中的程式化既定方式截然不同。就衰老而言，延缓的策略是程式化的。衰老本身是注定的。它不是必须被触发才起作用。设想有一座山，山顶象征着健康的理想状态。发育代表了一个球往山上滚，衰老则代表下降。把球滚上山顶需要能量。必须有一个程序确保能量的摄入和有效利用，以抵达顶峰。同样，如果你试图降低下降时的速度，也需要能量。然而，一旦开始下降，什么也不做，球也能滚下山。它会在没有外力支持的情况下自行下降。

虽然进化已经完善了让球抵达山顶的策略（发育），但对于如何才能让最佳状态持续至超出现有时长，进化并未做出选择。完全阻止衰老在进化上是没有好处的——因为好处与能量成本不成比例。请记住你在高中生物课上学到的遗传学知识。一种性状是否被选择，通常取决于它对适应性的影响。还需谨记，此处提到的适应性指的不是个体的力量（比如，你逃离狮子的速度，这通常被误解了），而是指个体产生具备繁殖能力后代的数量（尽管你有可能跑不过狮子…）。因此，当人的机体（1）仍然能够繁殖，或者（2）它继续存在有利于后代的生存和繁殖能力时，投入大量工作来维持这个身体的现状就没有进化上的好处。一旦个体耗尽了自身的适应能力，让一切顺其自然就更没有任何成本了。球体开始自由下落。尽管进化可能认为我们一旦过了生育期就会被抛弃，但我们多数人并不认可这种看法。幸运的是，大量证据表明，生理衰老的速度是可塑的——球的下降速度实际上可以减缓。

回想一下山丘的比喻，我们发现有两件可程式化的事情能改变下山的时长——也即衰老的速度。首先是山顶到山脚的距离。你要走的路越长，耗费的时间往往也越长。虽然山丘是一个比喻，但我喜欢把这个距离看作代表个体在其最佳状态下的活力、复原力或复杂性的东西。解开一个设计复杂且可靠的系统，比揭示一个简单系统耗费的时间长。另一件会对球体下降到山脚的时间产生明显影响的事情则是阻止下降的能量/阻力/作用力。正如第二章中谈到的，我们的身体可利用能量来对抗与年龄相关的衰退。

衰老速率的自然多样性

我们知道，不同物种具备不同的程式化机制来修复或阻止损害和衰退。对此最重要的证明是动物、植物、真菌、原生物和细菌王国中个体寿命的显著多样性。令人惊讶的是，生物或多或少都是由相同的"成分"（stuff）构成，尽管这些成分保持良好状态的时间长短千差万别。就像我的一位邻居所言："我仍对不同物种的不同衰老速度感到不解。比方说，为什么狗8岁就得了白内障？到12岁就得了关节炎？原生的组织、骨骼等不都是基本相同的成分构成的吗？肌肉是肌肉。眼睛是眼睛。衰老事关生物的整体设计，而非组织部件的磨损。现在的情况几乎就相当于说，组织等东西事先就磨损了。"

不可否认，自然界使用相同的基本构件来组成如此多不同的物种，而这些物种的寿命又大不相同，这着实令人称奇。一般来说，人类基因中85%的蛋白质编码基因与老鼠相同，[1]但我们的寿命却是它的40倍。而老鼠和人类都算不上极端情况。

胶状红色海藻中滑行的线虫，代表了生物实验室中最受欢迎的无脊椎动物。这种名为秀丽隐杆线虫（*Caenorhabditis elegans*）的蠕虫，全身上下总共约1000个细胞，拥有几乎与人一样多的基因。然而，与人不同，这种蠕虫能在其非常短暂（仅2~3周）的一生中产生近300个后代。

而在谱系的另一端，体重超过一吨、长达15英尺的格陵兰鲨鱼是地球上最长寿的脊椎动物。这种移动缓慢的鱼类游弋在寒冷而黑暗的北大西洋和北极水域。虽然科学家们长期以来一直无法准确估计它的寿命，但2016年发表的一篇论文研究

---

[1]　W. Makalowski, J. Zhang, and M. S. Boguski, "Comparative Analysis of 1196 Orthologous Mouse and Human Full-Length mRNA and Protein Sequences," Genome Research 6, no. 9 (September 1996): 846-857.

了格陵兰鲨鱼眼睛里的晶状体。[1]通过测量其中碳-14的含量，科学家们就能够确定鲨鱼的碳素年纪，结果表明它们平均活了近300年，一直到150岁时才达到生殖成熟期。

更令人费解的是物种内部的寿命多样性。自打我们从干燥的南加州气候区搬到新英格兰乡间一处大庭院后，园艺就成为我和女儿在夏季和春季最喜欢的活动之一。在照料多年生植物时，我们会端详造访的所有生物，从蝴蝶到蚯蚓，甚至还有蜜蜂。蜜蜂是我的最爱，不仅因为它们是世界上最重要的授粉者之一，而且还因为它们代表了一种令人困惑的衰老模式。

蜜蜂种群分三个等级——雄蜂、工蜂和蜂后。[2]雄蜂唯一的任务是与蜂后交配。它们的平均寿命为8周。通常，雄蜂在完成任务后的几小时内就会死去，否则会被工蜂杀死，因为它们耗费资源。相比之下，雌蜂——即工蜂——寿命更长些。在冬季，工蜂平均可以活5个月或者更长时间。但是跟蜂王两到五年的预期寿命相比就相形见绌了。

雄蜂和雌蜂之间的寿命差异可能受遗传影响。与人类不同，雄蜂的染色体数量仅为雌蜂的一半。[3]但遗传并不能解释工蜂和蜂王之间的差异，因为它们的基因组几乎完全相同。因

1　J. Nielsen et al., "Eye Lens Radio-Carbon Reveals Centuries of Longevity in the Greenland Shark (Somniosus microcephalus)," Science 353, no. 6300 (August 2016): 702-704.

2　E. O. Wilson, The Insect Societies (Cambridge, MA: Belknap Press, 1971), x, 548.

3　G. M. Weinstock et al., "Insights into Social Insects from the Genome of the Honeybee Apis mellifera," Nature 443, no. 7114 (October 2006): 931-949.

此，我们可以排除蜂后遗传了长寿基因（即以某种方式减缓了死亡速度）的可能性。相反，这种差异可归结为环境信号在蜜蜂体内的编码方式。在幼虫时期，未来的女王和她手下的姐妹们享用着截然不同的食物。蜂后幼虫享用的是哺育蜂腺体内分泌的"王浆"（royal jelly）。[1]而未来的工蜂则吃的是发酵的花粉和蜂蜜组成的"蜂饼"（beebread）。虽然蜂王浆是否给未来的蜂后注入了"王室气息"，或者蜂饼是否剥夺了工蜂成为蜂后的潜力尚存争议，但有一点是确定的：就雌性蜜蜂而言，饮食可能增加她们4~40倍的寿命。

窥探进化的奥秘

鉴于不同物种乃至相同基因的兄弟姐妹在寿命上的巨大差异，科学家们推测，如果能够确定这些差异的原因，我们就有可能从根本上入侵生物系统，进而重新设计进化早已确定的程序。但很遗憾，这说起来容易，做起来难。生物寿命长短不太可能被某个单一因素决定。相反，更合理的情况是，短命和长寿的物种在漫长的进化史中累积了成千上万的差异。

但蜜蜂蜂后的情况又该如何解释呢？她的基因组跟她的工蜂姐妹相同——不需要基因编辑——但蜂后的寿命却是工蜂的5倍还多。没人知道，我们体内是否存在一个能延长寿命的调

---

1   M. H. Haydak, "Honey Bee Nutrition," Annual Review of Entomology 15, no. 143 (January 1970): 143-156.

控系统。是否也可能在人身上发现类似"蜂王浆"的东西？我不知道，但蜂后给我们的重要启发在于，衰老的速度是高度可塑的，可能不需要基因编辑（或同样效果的类似改变）。跟蜜蜂一样，我们程式化的身体会根据周围环境的信号改变其功能。其中包括来自我们的生活方式、行为、物理环境甚至心理状态的信号。弄清了身体对外界和自身的反馈方式，我们也许能提升健康和寿命，但这样做的目的是什么？

没人知道人类的寿命是否有极限。一方面，有人认为，没有任何规律表明开放系统一定会老化，的确如此。但另一方面，身体结构的组成方式和程式化方式可能会限制其活到远超现有寿命长度的能力。无论如何，研究衰老的目的应该超越对不死的追求。改善我们先天的维持和修护机制的能力就是巨大的胜利。正如第一章提到的，多数人在60岁时会患病，但可能再活20年。但想象一下，健健康康地活到100岁或者更大的年纪，然后在剩下的50~100年里慢慢老去。这是理想状态，也是我们应该达到的目标。

虽然世界各地的科学家们正在实验室里辛勤工作，尝试破译控制衰老速度的信号，但要完成这一壮举却困难重重。即便我们发现了一种延缓衰老的办法，也需要持续努力才能保持，对于人这样复杂的生命体而言尤其如此。不存在一种神奇的药丸，你吃下去就砰的一声变成了超级老人（super ager）[1]。然而，尽管前面困难重重，但尝试干预生理衰老进程却是值得努

---

[1] 译注：即年纪特别大但认知水平跟年轻人一样的老人。

力的事情。

就个人而言，我认为延长健康期的意义十分重要，甚至我把整个职业生涯都献给了这个事业。鉴于生物学和衰老进程的复杂性，我想这是我会用一生的努力去理解的事情。虽然我可能没有其他同事那么乐观，他们认为延长健康期和寿命的关键节点已近在眼前，但回顾世人在这个领域做的所有工作，以了解身体在衰老时发生的变化也很让人惊奇。

衰老的影响——自下而上的视角

在谈论随年龄增长而发生的无数变化时，重要的是记住，生物系统（如人类）是由不同层次的组织构成的。最小的层次是原子，接下来依次为分子、细胞、组织、器官、器官系统和机体（整个身体）。从技术上讲，接下来的层级依次为种群→共同体→生态系统→生物圈，但就本书而言，我主要讨论从分子到机体的层级。

多数科学家都认为，衰老可能始于分子层级，然后向上传递，一旦抵达组织/器官，接下来就是机体层级，此时的衰老对个体来说就很明显了。因此，让我们从底层开始，视角随之一起变小，变到头发丝直径的1/20000。在这个尺度上，我们仅比体内的蛋白质略大一点。

蛋白质通常被称为身体的建筑材料或劳力。它们组成了我们身体结构的很大一部分，执行着维持生命所需的大量基础工作。例如，胶原蛋白和肌动蛋白等结构蛋白构成了人体内许多组织（包括胞外基质）的基础。就像城市的布局一样，胞外基质就是道路、桥梁和地界线，它还相当于电力、水源、电话和污水管道。它决定了城市（组织/器官）的布局以及住宅、建筑（细胞）的密度，同时还为货物、能源、通信和废弃物的转移提供了便利。

在这个分子城市里，我们还会发现大量其他类型的蛋白质，它们能确保一切正常、有效地运作。其中包括运送车（运输蛋白），它们向城市各处的细胞提供氧气、胆固醇或钠等必需品。城市里还有警察，它们是类似于防御蛋白的抗体，负责城市巡逻，保护我们免受病原体的入侵。而电话线和信号塔（信号蛋白）则是细胞间通信的基础。市场（调节蛋白）决定了产品的供应和需求，并负责推进生产的速度。最后，工人（酶）让一切运转起来，它是城市中一切活动的积极参与者和催化剂。没有工人，这一切都不会发生——生产、通信、运输和交付等统统停摆。

就我们体内各种蛋白质而言，它们执行其中任何一项任务的能力都是由其结构/性状决定的。生物学的一句老话叫"结构决定功能"。因此，就像美丽的折纸艺术一样，我们体内的每一种蛋白质都会折叠成特定的复杂三维结构，从而能够发挥预期的作用。遗憾的是，随着我们年龄日增，蛋白质的结构会受损。序列有误的蛋白质会被错误地折叠，从而降低它们执行特定任务的能力。然而，即便那些以正确顺序翻译的蛋白质，产生后也会经历化学修饰。这些修饰被称为"翻译后修饰"（posttranslational modifications），它能改变蛋白质的结构和功能。随着年龄的增长，活性氧、糖和/或脂肪酸等物质累积过多就会附着在蛋白质上，并对其做出修改。在某些情况下，这些错误折叠或修改过的蛋白质会连接或凝结在一起，形成更大的结构，从而损害附近的组织或细胞，且难以分解和清除。

值得庆幸的是，我们的身体已经进化出检测和替换问题蛋白质的机制。你体内的每个细胞都有一个回收中心，它会查找受损的蛋白质，然后对其进行降解和回收。不幸的是，就像随年龄增长而失去功能的蛋白质一样，处理它们的配套系统也是如此。一定程度上，回收程序的效率和蛋白质最初的潜在损伤似乎受生活方式的影响。破坏性因素——如香烟、空气污染、高糖或高反式脂肪的食物等——会加剧蛋白质的错误折叠，而运动或其他轻度压力可以提高机体的回收能力。

表观遗传衰老

除了蛋白质，另一项我花了大量时间研究的与衰老有关的分子层面的变化叫作"表观遗传学"。在本书的开头，我描述了我正在开展的一项测试，即用表观遗传信息来评估我的生理年龄。简而言之，表观遗传学研究的不是你的DNA序列的变化，而是DNA结构的化学标记物或包裹在DNA周围的蛋白质数量的增加或减少。这些化学标记直接影响DNA的折叠形状，它决定了DNA哪些部分可被使用，哪些不能。

从很多方面讲，表观遗传可视作你的细胞配方表。基因及其表达的蛋白质可被认为是原料。你的每个细胞都有相同的成分——相同的 DNA 序列。但表观遗传能决定哪些成分可被使用。某些类型的细胞会用到某些成分，并改变其他成分的水平。细胞的这些特性由其表观遗传模式决定，这一切被精心准备以优化整个系统的功能。就像蛋白质一样，每个细胞都有特定的作用，因此，它们拥有正确的表观遗传配方来实现自己的作用就显得至关重要。遗憾的是，细胞中的表观遗传模式受衰老的影响。信息一旦被错误地写入或擦除，我们马上就得到了错误的配方。最终，我们的细胞产生的不同种类的蛋白质数量就会失衡（有些过多，有些过少等），或者配方表整个调换——它们就会失去原来的身份。

虽然导致表观遗传变化的直接原因尚不清楚，但一种假设认为，它们是随机错误的体现。当细胞自我复制时，它们会同时复制自身的基因组（DNA 序列）和表观遗传组，从而让新细胞成为原始细胞的完美拷贝。人们认为，可能并非所有的表观遗传标记都被正确地复制了，支持这种想法的新证据正不断出现。癌症和衰老方面的既有证据表明，基因组的表观遗传模式容易改变的区域就是那些所谓"晚期"或"早期复制"区域。[1]

当细胞准备分裂、制造新的细胞时，它会展开自己的 DNA 以方便复制。这一过程又称"DNA 复制"。然而，复制过程并非同时发生在整个基因组上。相反，细胞有一个复制时间程序，它决定哪些区域被复制，按何种顺序复制等。通常，细

1　W. Zhou et al., "DNA Methylation Loss in Late-Replicating Domains Is Linked to Mitotic Cell Division," Nature Genetics 50, no. 4 (April 2018): 591-602.

胞使用最多的区域被首先复制，那些被彻底淘汰的区域排在最后。研究显示，这两个相反的地方因为衰老和癌症（这是个问题）而失调最为严重。如果本应关闭的区域瞬间打开，而本应打开的区域瞬间关闭，那么这个配方表就会带来灾难，细胞就不会像预期那般起作用。

事实上，我的实验室开展的研究已经能够证明，细胞在培养皿中分裂的简单实验，也能反映出人（或动物）体内因衰老而发生的表观遗传变化。[1]随着细胞的分裂，它们的表观基因组变得越来越不像最初的"蓝图"了。最终，这些变化会影响蛋白质的合成结果，在某些情况下，甚至可能影响肿瘤抑制因子等重要成分的产生，它们能帮助抑制潜在的癌症风险。同样，与衰老相关的表观遗传变化的另一个潜在后果是，机体会丧失压制古老病毒基因（transposable elements，又称转座因子）的能力，它们已经永久地成为人类（和其他生物）基因组中的组成部分。芭芭拉·麦克林托克博士（Dr. Barbara McClintock）在20世纪50年代研究玉米遗传学时发现了这种基因，转座因子的自发漂移已成为衰老科学的主要关注点。[2]表观遗传的一个主要作用是让这些基因保持静默。然而，随着表观基因组中的错误不断累积，反转录转座子（retrotransposons）会被激活，从而破坏细胞。

....

1　C. Minteer et al., "A DNAmRep Epigenetic Fingerprint for Determining Cellular Replication Age," bioRxiv (2020).

2　B. McClintock, "The Origin and Behavior of Mutable Loci in Maize," PNAS 36, no. 6 (June 1950): 344-355.

虽然我们观察到的许多与衰老同步的表观遗传变化可能是随机错误或运气不好的结果，但还存在另一种可能，即其中一些变化代表了细胞对失败系统的反应。由于周围环境的变化——容纳细胞的结构蛋白的分解，邻近问题蛋白发出的信号，以及毒副产物的累积——细胞可能会改变自己的行为，这是程式化应激反应的表现。这种现象的证据来自难以置信但令人信服的数据，它们表明，只需要把各种因子放在相关环境中，表观基因组就能被重新编辑（或重置）以反映年轻的表观基因组。有可能，发生随机错误的细胞只是"记得"它们最初的蓝图，并在获得信号后复原。然而，另一种可能在于，我们在表观遗传模式中观察到的变化不过是细胞对老化环境中一些因素的反映，它们在适当的条件下可被关闭或逆转。

虽然我们仍在试图了解这些变化发生的原因，但一个重要的观察是，细胞经历过更多表观遗传变化的人患上各种疾病的风险也更高。同样，癌症病人中也观察到许多相同的表观遗传学特征，只不过更明显。虽然癌症生物学建立在以下概念之上，即癌症的原因是DNA在复制过程中累积的突变，但一些研究者也开始从表观遗传学角度寻找潜在致病因。后者可以解释，为何随着年龄的增长，在某个特定年份患癌的风险会呈指数级增长。鉴于表观基因组容易因衰老而出现不完美的复制，这也解释了为何老化的细胞更可能导致癌症。表观遗传学可能还解释了，为何自然分裂速度较快的组织更容易发展成癌症肿瘤。在没有干预的情况下，细胞在组织内部持续分裂的次数，以及分裂后仍保持活力和繁殖力的可能性是有限的。

细胞的寿命和衰老

1881年，一位名叫奥古斯特·韦斯曼（August Weismann）的德国生物学家提出，"死亡之所以发生，是因为残破的组织无法永远自我更新，同时，因细胞分裂而增加的能力不是永久的而是暂时的"。[1]80年后，伦纳德·海弗里克（Leonard Hayflick）和保罗·莫尔海德（Paul Moorhead）发表的一篇文章有效地证明了韦斯曼的理论。虽然他们并未证明韦斯曼的理论是衰老的根本原因，但海弗里克和莫尔海德表示，培养皿中的细胞分裂次数是有限的。[2]这个发现又称"海弗里克极限"（Hayflick limit），即便在60年后的今天，它依然是科学思想不可磨灭的一部分。海弗里克和莫尔海德做出发现不久后，人们发现有种现象很可能解释了极限的成因，即DNA序列在细胞每次分裂之后都会变短。

具体来说，由于细胞这种复制机器的配置方式，染色体尾端被称为"端粒"的部分无法被完全复制。细胞每一次的分裂，末端都会丢失一点儿。端粒经常被比作鞋带末端的塑料保护帽，尽管我不认同，但一些科学家推测，它们逐渐缩短可能是衰老的根本原因。

1   A. Weismann, Essays upon Heredity and Kindred Biological Problems, 2nd ed. (Oxford, UK: Clarendon Press, 1891).

2   L. Hayflick and P. S. Moorhead, "The Serial Cultivation of Human Diploid Cell Strains," Experimental Cell Research 25, no. 3 (December 1961): 585-621.

然而，尽管存在海弗里克极限，但我们的身体的确携带了防止端粒损耗的机制。1984年，加州大学伯克利分校的一个实验室里，年轻教授伊丽莎白·布莱克本（Elizabeth Blackburn）博士和她的研究生卡罗尔·格雷德（Carol Greider，现为约翰·霍普金斯大学分子生物学和遗传学教授）博士发现了端粒酶这种蛋白质。[1]端粒酶将碱基对（ACGTs）添加到DNA其中一条链的末端，以便原始链能被完全复制。因此，端粒酶对于延缓端粒缩短并防止细胞分裂次数达到海弗里克极限至关重要。最初，这被认为是解决衰老问题的关键备选项。如果端粒缩短解释了细胞失去复制能力，进而增生出衰老组织的原因，那么，我们要做的就是保持端粒的长度，从而让细胞能够继续正常地分裂下去。然而，就像生活中的所有事情一样，如果听上去过于美好而不像真的，那大概率就是了。你看，端粒酶的活动是癌症的主要标志之一。它能让癌细胞继续无限分裂下去，进而从根本上实现永生。因此，人们认为，为那些在衰老过程中出现许多表观遗传改变和突变的细胞增加端粒酶的活性，会在无意中导致癌症。这样做，你会赋予"坏细胞"一种能力，让它们能够不断分裂并制造更多的坏细胞。

如果你曾是个漫画迷，你会记得，DC和漫威世界中的许多英雄和反派一开始并没有超自然能力。相反，他们通过某个变异事件才获得这种能力。细胞也是如此。当它们经历了前面

---

[1] C. W. Greider and E. H. Blackburn, "Identification of a Specific Telomere Terminal Transferase Activity in Tetrahymena Extracts," Cell 43, no. 2, pt. 1 (December 1985): 405-413.

提到的一些分子变化时，它们就可能获得新的特征。其中一些特征是有益的，这是我们进化的原因，其他特征则是有害的。这些转变后的细胞可能成为我们身体内的反派，癌细胞就是个例子。癌细胞从正常的细胞发展而来，以某种方式获得了额外的特征，几经迭代，最终实现了永生，接着，它们会关闭与相邻细胞的信息交流通道，逃避指引受损细胞凋亡的保险装置，拦截大量供血和能量，并最终迁移和殖民其他组织。

幸运的是，我们的身体已经进化出一种防止变异细胞癌化的保险装置。如果一个细胞的DNA受损，或者出现了让它容易转变为癌症的变化，就会触发能够停止该细胞进一步发展的程序。这个细胞不会变成癌细胞，而是成为所谓的"衰老细胞"（senescent cell）。细胞衰老是一种压力引起的状态，通常由端粒缩短、DNA损伤或来自邻近细胞的压力信号等因素引发。[1]与癌细胞不同，衰老的细胞无法分裂——因为它们通常是受损的，从而失去了分裂和制造自身副本的能力。然而，与癌细胞一样，衰老细胞也难以被杀死。它们内部有一种防止凋亡的机制，进而让其停留在一种不稳定的状态。由于这个原因，一些人将它们描述为"僵尸细胞"（zombie cell）。它们没有死，但也并非"神智正常"。尽管这种另类状态是防止受损细胞变成癌细胞的好办法，但它也带来了自身的问题。一般而言，衰老细胞并不只是坚持不肯谢幕的良性存在。它们中的许

1 J. P. de Magalhães and J. F. Passos, "Stress, Cell Senescence and Organismal Ageing," Mechanisms of Ageing and Development 170 (March 2018): 2-9.

多其实是有毒的。

除了在逃避细胞凋亡程序时失去分裂能力以外，多数衰老细胞还开始表现出一种非常特殊的行为。与功能正常的细胞不同，衰老细胞会长期激活炎症基因，从而导致人体内长时间、大范围的炎症。[1]这种炎症会持续增加分子层面的损伤，这反过来又会让临近的细胞更容易衰老甚至癌变。随着衰老细胞在组织中的累积，这就形成了一个自我循环的调节异常。正常细胞向衰老细胞的转化也意味着分裂和重新填充组织的细胞数量减少。

人年轻的时候，细胞的死亡或者衰老并不是什么大事。我们的身体足以补充消失的细胞。干细胞可提供资源以替换消失的原材料。我们体内存在许多不同种类的干细胞。为数不多的成体干细胞分布于一系列器官中，比如骨髓、肌肉、大脑的某些部分、肝脏以及皮肤等。它们存在于所谓的"干细胞微环境"（stem cell niche）中，通常具备两个主要功能。它们可以通过分裂来创造更多干细胞（即名为"自我更新"的过程），或者转化为特定类型的细胞，从而取代组织中失去的细胞（即所谓的"分化"过程）。例如，作为身体的保护层，我们的皮肤要应对持续的磨损和撕裂。因此，表皮干细胞作为可能的替代品，可以分化或转化为成熟的细胞，以补充组成了我们皮肤顶层（即表皮）细胞的损失。但正如你能想到的，成体干细胞的

---

1   J. -P. Coppé et al., "The Senescence-Associated Secretory Phenotype: The Dark Side of Tumor Suppression," Annual Review of Pathology 5 (2010): 99-118.

供给并不是无限的。[1]

人在变老时，我们观察到干细胞数量也在减少，这反过来又损害了我们机体组织替换丢失或受损细胞的能力。干细胞本身也会发生上文描述过的一些破坏性分子变化，从而功能失调。通常，这些变化会损害干细胞的自我更新能力（制造更多的干细胞）或分化能力（转化为特定类型的细胞）。在某些情况下，与衰老有关的表观遗传变化可以增强干细胞的自我更新。

发生这种情况时，"受损"的细胞会加速自我复制，从而以某种方式接管干细胞库。此类细胞层面上的进化现象产生了一个朝特定方向突变的细胞群体，这一过程在白细胞衰老的相关研究中已经被揭示得很清楚了。例如，研究人员发现，随着年龄的增长，免疫细胞中具备特定突变的干细胞变得更加普遍。实际上，到70岁时，大约10%~20%的人在少数特定基因中可检测到白细胞突变。[2]这表明，这些细胞可能由更具代表性的干细胞"克隆"而来。虽然我们不知道其中的确切机制，但科学家已经把这些克隆与人在不久的将来患上某些重大疾病的风险不断增加联系起来，有趣的是，其中包含了心血管疾病。这表明，细胞层面的进化和选择实际上可能激发了我们在生物体层面看到的一些衰老变化。

1　J. Oh, Y. D. Lee, and A. J. Wagers, "Stem Cell Aging: Mechanisms, Regulators and Therapeutic Opportunities," Nature Medicine 20, no. 8 (August 2014): 870-880.

2　S. Jaiswal et al., "Age-Related Clonal Hematopoiesis Associated with Adverse Outcomes," New England Journal of Medicine 371, no. 26 (December 2014): 2488-2498.

细胞世界的自然选择

最近，我在与一位好友兼同事——明尼苏达大学的肯尼·贝克曼（Kenny Beckman）博士讨论相关概念时，他提到了英国杰出的医生和生物学家约翰·凯恩斯（John Cairns）博士的一篇论文。肯尼提到了这篇文章中的一段话：

我们习惯于认为，自然变异和自然选择的结合是一种有益的力量，它创造并维持了一个物种里的适者，抛弃了不适者。这是生物学的基本定理。然而，当我们的目光从一个物种内的个体竞争转向单个动物体内的细胞竞争后，就会发现自然选择已成为一个棘手的问题。[1]

总之，自然选择不仅发生在物种层面，就像我们通常设想的那样——跑得最慢的羚羊被狮子吃掉了，拥有艳丽羽毛的雄孔雀吸引到了配偶等。自然选择一直在我们体内发生着。我们的细胞在竞争，就像某个物种里的不同个体一样。那些创造出更多自我复制物的细胞就是胜利者，而那些死去或不能再自我复制的细胞对后续世代细胞的影响则较小。然而，当增加一个细胞适应性的东西对它所在的个体不利时，会发生什么？癌症就是这样的一个例子。从适应的角度看，癌细胞是非常成功的。它们经常以非常快的速度繁殖，占据了身

1　J. Cairns, "Mutation Selection and the Natural History of Cancer," Nature 255, no. 5505 (May 1975): 197-200.

体中的微生境，并垄断了资源。但我们都知道这个故事的常见结局——如果不挫败癌细胞的征伐，它们就会变本加厉地破坏其周遭的环境。

因此，就衰老问题而言，事情不仅仅关乎单个细胞的生命力，还要考虑细胞和分子系统同步工作的协调性，以及这如何影响了整个有机体。成功的系统总是充满合作，其中每个细胞都扮演着特定的角色，它为了更大的利益而努力发挥作用。这就是"整体大于部分之和"等说法的来源。这种合作的共同体是年轻/健康组织和器官的缩影。细胞种类不同，执行的任务也不同，它们通常一起工作——相互沟通、相互帮助——从而让整体（人）保持良好状态。

正如任何良好的社区一样，细胞也熟知自己周围的环境。它们和相邻的同伴交换信号，传递关于自身和环境的信息，需要执行任务时，细胞会寻求同伴的帮助或给出提示。细胞间如此复杂的信号传递，是它们得以相互协调从单个细胞开始制造整个人——这一看似无法完成的复杂任务的关键。在生物体的发育过程中，每个被制造的细胞都会指引后续细胞的行动。[1]根据基因组的编码规则，细胞回应同伴信号的程序需要执行特定的先后步骤，直到整个人被制造出来，这个程序知道在哪个时间点停止或至少改变其目标。因此，如果没有细胞之间精彩的化学语言，人或者任何多细胞生物体都无从谈起。

[1] D. Lehotzky and G. K. H. Zupanc, "Cellular Automata Modeling of Stem-Cell-Driven Development of Tissue in the Nervous System," Developmental Neurobiology 79, no. 5 (May 2019): 497-517.

然而，随着有机体的老化，我们看到这个曾经设计精美、令人敬畏的程序出了故障。随着细胞开始功能失调或者凋亡，我们看到大量细胞发生变化，这个过程最终表现为组织或器官层面的损坏。从某些方面讲，这与衰败的社会无异。如同细胞一样，成功社会中的个人往往占据特定且互补的位置。虽然个人的职业可能变化，以满足社会的内在需求，但人往往会在特定的专业领域中占据一席之地。作为一个整体，社会可以满足个体的所有基本需求，个体可以一起工作以确保社会的繁荣和稳定。社会中的个体的另一个特点是社会联系。我们每个人都受到周围人的行为和经验的强烈影响，特别是我们最亲近的那些人。[1]当我们的朋友或家人感知到威胁时，他们会提醒我们，而这往往会改变我们的行为。当他们经历困苦或成功时，我们也感同身受。总的来说，我们互相扶持，让彼此变得更好（或者至少应该如此）。

细胞界的反乌托邦和
无政府主义者的崛起（癌症）

那么，究竟是什么让社会分崩离析呢？什么因素造成了混乱，打破了最初让群体充满活力的社会结构？通过考察人类种群或社会的相似之处，我们也许能够更好地理解机体组

1　N. A. Christakis, "Social Networks and Collateral Health Effects," BMJ 329, no. 7459 (July 2004): 184-185.

织与器官因衰老而导致的消亡。根本的问题在于，在一个高度网络化的生物社会中，细胞除了个体身份之外还扮演什么角色？

许多与社会崩溃相关联的现象都可在生物学和衰老过程中找到相似处。其中包括人口过剩、资源获取途径的失效和环境退化等。[1]正如上文讨论的，我们的细胞社区的环境和基础设施因衰老而严重损坏。损坏的和错误折叠的蛋白质相互结合，破坏了细胞的功能。容纳细胞、促进它们沟通和传输的结构蛋白（胞外基质）会功能失调。处于压力状态或衰老状态的细胞会造成长期发炎的环境，会损害临近的细胞，并进一步传播细胞的压力，造成其衰老和死亡。

除了衰老造成的环境恶化，细胞还会面临重要资源的短缺。随着年龄的增长，机体通过新陈代谢生产细胞执行任务所需能量的效率逐渐降低。而作为细胞动力中心的线粒体数量也在变少，即使那些保留下来的线粒体也累积了大量损伤，进而降低了它们创造能量的能力。此外，年纪日增，我们的身体也失去了吸收重要营养物质的能力，降低了重要维生素如 B_{12}、钙和铁等的生物利用率。

随着细胞环境恶化及其可用资源的减少，我们通常会发现细胞行为也随之变化。从某种意义上讲，这看起来非常反乌托邦。研究人员注意到一个奇特的现象，即曾经在年轻组织中具

1　A. Brooks, "Guns, Germs and Steel: A Short History of Everybody for the Last 13,000 Years," BMJ 318, no. 7193 (May 1999): 1294A.

有特定身份和作用的细胞往往会随组织的衰老而消失。[1]目前大家还不清楚，这是一种偶然的特异性丧失还是有意的战略转变。一方面，这种转变可能因无可避免的损伤逐渐累积——衰老——而造成。细胞可能会随时间的流逝而受到损伤，从而丧失曾经有助于其完成特定功能的特征。

另一方面，细胞丧失其特性也可能是它们对周遭不断恶化的环境的反应。当邻近的细胞死亡、衰老或者功能失调时，剩下的细胞会对死去的同伴发出的信号做出反应。与之前的好日子相比，它们可能需要更多的复原力、策略和适应性，从而依旧能够依靠周围的同伴组建团队来发挥作用。如果你也读过反乌托邦小说，你就会知道，能够生存下来的是那些能够照料自身的人——他们能获取食物、建造住所、保护自己等，这些人不会过度依赖他人。有趣的是，那些看似状态不错的衰老细胞——比如癌细胞——就是那些能够摆脱其既定身份，变得无所不能的人。不过，这种社会并不持久，最终整个群体都会崩溃。

正如我上文提到的，癌症生物学长期以来都认为，不断累积的突变加速了癌症的进展，这种持续掷骰子的现象解释了衰老导致致癌风险增加的原因。然而，与此相反，我的一位同事，科罗拉多大学的詹姆斯·德格雷戈里（James DeGregori）博士最近提出了他所谓的"适应性致癌模型"（adaptive onco-

---

1 J. -H. Yang et al., "Erosion of the Epigenetic Landscape and Loss of Cellular Identity as a Cause of Aging in Mammals," bioRxiv (October 2019).

genesis model)。[1]这个理论认为，年轻、健康的组织中观察到正常细胞的良好状态，是因为它们适应了那个特定的微环境。这个结论在预料之中。然而，随着微环境和其他细胞的状态因衰老而改变，正常细胞就无法很好地适应了。不幸的是，能够适应这些变化并因此超越其同伴的细胞往往是那些获得癌症相关突变的细胞——它们能够自给自足、快速生长且功能多样。因此，德格雷戈里博士认为，在整个生命过程中，我们的细胞不断获得被认为会导致癌症的突变。直到环境因衰老而发生变化时，这些细胞才能够发挥其潜力。

作为致病因的衰老

到目前为止，本章的很多讨论都集中在癌症上，但它并非随年龄增长而对我们造成威胁的唯一疾病。我们所有人进入生命晚期之际，都容易受到一系列疾病的影响，它们对人的健康、机体官能和整体生活质量都会产生巨大影响。这些常见的老年病被认为是分子和细胞变化的结果，正如前文描述的那样。它们由表观遗传层面的变化、干细胞耗竭、端粒损耗、基因组损伤、衰老加剧、蛋白酶丧失、线粒体功能紊乱、细胞通信改变和营养感知失调等现象导致。简单说，分子和细胞的老化是多数慢性疾病的主要致病因。

1 A. Marusyk and J. DeGregori, "Declining Cellular Fitness with Age Promotes Cancer Initiation by Selecting for Adaptive Oncogenic Mutations," *Biochimica et Biophysica Acta* 1785, no. 1 (January 2008): 1-11.

心血管疾病

心血管疾病是全世界人口的头号杀手，每年导致近1800万人死亡。心血管疾病的根本原因与随衰老而出现的机体变化关系紧密，因而，心力衰竭、心颤以及中风的风险因衰老陡增。这些疾病主要起因于血管和心脏本身因衰老而产生的变化。随着动脉的老化，它们会因为结构蛋白和细胞外基质开始退化而硬化。动脉内壁上还会累积氧化脂肪斑块（这一过程又称"动脉粥样硬化"），进而侵蚀血液流动的内部通道。携带胆固醇的脂蛋白穿透动脉内壁时，会引发一种炎症反应，进而招来被称为"巨噬细胞"的免疫细胞。由于免疫系统无法抵抗察觉到的外来入侵者，它就会启动替代方案，让巨噬细胞吞噬脂蛋白，进而在其感知到的威胁周围建立一个围栏。

这些含有脂质的巨噬细胞又称"泡沫细胞"（foam cell），随着时间的推移，它们会累积成大的脂肪条堆积在动脉内壁上。很遗憾，这些斑块随年龄增长而扩大，这反过来又会限制整个机体组织和器官的血液流动。如果一条冠状动脉几近完全阻塞，则血液和氧气无法通过此动脉，进而引发心肌梗死或心力衰竭。此外，脂肪斑块可能因为试图流过狭窄开口的血液所累积的冲力而断裂。这种情况发生后，斑块碎片会随血液流动，并最终停留在较小的血管——通常是脑部的小血管中。如果脂肪斑块的碎片完全切断了血液的流动，就会引发缺血性卒中。相反，阻塞的血管不断增加的压力也会导致其破裂，血液随之渗入脑组织引发出血性卒中。

从心脏病和中风的病原学看，这两种疾病的患病风险会随年龄增长而陡增也就顺理成章了。此外，大量与年龄相关的动脉恶化会因高血压而加剧，而60岁以上的成年人中近2/3患有高血压。高血压还会导致心脏结构发生变化，比如所谓的"左心室肥大"，即心脏主要泵室壁的扩张。这种扩张有可能降低心脏肌肉的弹性和泵血能力，进而加重与衰老有关的心血管系统的衰退。

2型糖尿病

2型糖尿病是另外一种与衰老进程密切相关的疾病。在进化过程中，我们的身体已经发展出调节体内营养物质供给和存储的绝佳程序。就我们的祖先而言，这对他们在长期间歇性食物匮乏（fasting-feeding）状态下存活至关重要。但就当前的社会而言，多数人面临与此相反的情形——我们丰衣足食，常常会摄入过多的热量（饮食过度）。暴饮暴食会扰乱我们体内精微的营养感知系统，从而可能对健康造成破坏性影响。

大脑检测到餐后血液中的糖分后，会指示胰腺分泌一种名为"胰岛素"的激素。胰岛素对我们的生存至关重要，它会帮助细胞把摄入的糖分转化为可用的能量。不幸的是，随着年龄的增长，细胞上感知糖分进而让胰岛素进入的受体会变得迟钝。此时，急增的血糖就不会被细胞吸收，而是留在血液里造成破坏。过多游离的糖分可能造成对蛋白质和其他大分子有害的化学变化。这种现象与其同时引发的大量炎症是2型糖尿病及其他老年病——包括心血管疾病、癌症甚至阿尔茨海默病——产生的主要额外风险。

阿尔茨海默病

阿尔茨海默病是一种渐行性大脑退化病症，约占痴呆症病例的60%~80%。[1] 由基因决定的阿尔茨海默病——中年人中常见——不足所有病例的3%。更常见的形式是所谓的"散发性"或"晚发性"阿尔茨海默病，它直接起因于衰老引发的变化。一般来说，阿尔茨海默病的患病风险在65岁左右开始增加，此后每五年增加一倍，到85岁时，约1/3的人口都会受其影响。虽然阿尔茨海默病的确切致病因仍是个谜，但科学家们已经在该病患者的大脑中发现了一些显著标志物。这些标志物多与大脑中蛋白质的改变有关。一般而言，阿尔茨海默病患者的大脑中存在大量沉积物：（1）由一种叫作"淀粉样β"的蛋白质组成的斑块，以及（2）由另一种叫作"tau"的蛋白质团块组成的神经纤维缠绕。我的实验室和其他研究团队还发现，阿尔茨海默病患者大脑中的支持细胞（support cell）表现出与加速衰老相关的表观遗传模式。

最近的另一项发现表明，衰老细胞可能在阿尔茨海默病患者身上普遍存在。[2] 一种理论认为，阿尔茨海默病患者大脑中的斑块和缠绕可能诱发邻近细胞的衰老，从而造成一个炎症高

1　Alzheimer's Association, "What Is Alzheimer's Disease?," accessed 2021.

2　P. Zhang et al., "Senolytic Therapy Alleviates Aβ-Associated Oligodendrocyte Progenitor Cell Senescence and Cognitive Deficits in an Alzheimer's Disease Model," Nature Neuroscience 22, no. 5 (May 2019): 719-728.

发和有毒的环境，并对邻近细胞造成进一步的损害。另外一种可能是，细胞自然老化变成了衰老细胞，它们的炎症特征推动了斑块和缠绕的形成。虽然我们距离完全了解阿尔茨海默病的致病因还有很长的路要走，但很明显，衰老在其中扮演了重要角色。沿着这些线索，研究者已经证明，影响正常衰老进程的现象似乎也强烈影响着阿尔茨海默病的易感性。此外，与一般人相比，那些看起来衰老较慢的人，比如长寿家族特征明显的人，似乎能够更长时间避免患上阿尔茨海默病和其他痴呆类病症。

作为疾病的衰老

虽然这些疾病的风险与衰老有关，但决定风险的并非时序年龄而是生理年龄。尽管我介绍的多数统计数据均以时序年龄为基准，但请记住，它们都基于一般的人口状况和趋势，因此是概括性的。相反，若要考察个体或个性化的疾病风险，更重要的是评估个体的生物特征随时间变化的程度，而非人绕太阳旋转的圈数。实际上，衰老研究领域近期出现了把衰老本身定义为一种疾病的趋势。这样做旨在表明，衰老也是可以定义并加以治疗的。毫不奇怪，许多人对这种想法并不认可。多数批评都提到了衰老是自然的事实；它发生在所有人而非仅仅少数人身上。但实际的情况是，衰老和我们不假思索定义为疾病的慢性病（如癌症、阿尔茨海默病、糖尿病和心脏病等）都是一个或多个生理系统功能逐渐丧失的表现形式。所有这些疾病的基本病变也发生在每个人身上。即便你没有阿尔茨海默病，我也可以保证你的大脑中已经存在某种程度的病变（如斑块和缠绕）。这一说法对心脏病、动脉斑块或癌原细胞也同样适用。归根结底，"疾病"状态是个社会性概念。它们是人用来定义某种状态的人为特征。就像衰老一样，所有慢性病的病变实际上是个连续谱。我们所做的仅仅是在这个连续谱上选择了某个临界点，然后宣布位于临界点一侧的人"没病"，另一侧的人"有病"。但我们选择某个临界点将人归入病人群体的手段并无神奇之处。我们只是需要一种方法来识别病人，因为目前的医疗系统是围绕治疗观念展开的，而要解决问题，我们首先需要定义它。

如果我们把衰老定义为一种疾病，同样需要先解释其含义。与干预疾病进程一样，干预衰老也并不"违背自然"。然而，我们需要一种能够系统定义研究对象的方法——知道某种干预是否成功，或者确定谁最需要某种特定治疗的办法。

归根结底，我们需要一种能够实际测量衰老的方法。

第四章

如何测量生理年龄

　　至此，我希望已经向你传达了了解自身生理年龄的重要性。那么，就让我们开始讨论如何测量生理年龄吧。实际上，科学家们尚未就评估衰老的最佳方法达成共识。因为衰老现象十分复杂且表现十分多样，可能的检测方法多达几十种。从简单的自拍到需要专门技术和算法的多系统评估不一而足。在本章里，我会介绍一些可用于评估自身生理年龄的方法，其中许多甚至可在家中轻松完成，不需要专门去找医生。但请记住，我所讨论的方法各有其优点和缺陷。

　　正如第三章所述，我们认为衰老始于分子层面，随着时间的流逝，这些变化造成了我们通常归结为衰老的现象——疾病、官能衰退、皮肤起皱、肌肉流失、运动能力下降和异常的实验室检测数据等。我的一位亲密同事，国家衰老研究所的科学主任路易吉·费鲁奇（Luigi Ferrucci）博士对这些变化之间的时间联系作了精彩的描述。在他、我和其他两位科学家［郭培伦（Pei-Lun Kuo，音）博士和埃莉诺·西蒙西克（Eleanor Simonsick）博士］共同撰写的一篇论文中，我们描述了衰老的迹象是如何在生命早期就能在分子水平上观察到的。然而，鉴于身体的复原力，这些表现不容易被个人察觉。我们的身体能够承受相当程度的损伤，并在没有明显问题的情况下正常工作。然而，一旦损伤严重到一定程度，我们就能看见生理和解剖学上的变化，最终，这些变化会达到限制身体和认知功能的阈值。

衰老的功能性测量

因为衰老的影响最终会从分子层面传导至身体功能的所有层面，于是，关于这些变化的任何信息都可用来评估生理年龄。评估衰老最简单的方法来自功能层面，使用我们称之为"缺陷累积"（deficit accumulation）的测量法。衰老不仅与患上某种主要慢性疾病/病症的直接风险增加相关；它还增加了同时患上多种疾病的直接风险——即我们所谓的"多病症"（multi-morbidity）或"共病症"（comorbidity）。事实上，研究表明，身体每出现一种病症，患上另外一种病症的时间就会缩短，这种情况在后续每个病症中都会持续。你的病症越多，它们累积成疾的速度就越快。

缺陷累积测量是对一个人所患疾病或高风险身体状况的统计。这种测量最早的例子之一是所谓的"虚弱指数"（Frailty Index）。[1]从 21 世纪初开始，一位名叫肯尼斯·洛克伍德（Kenneth Rockwood）博士的老年医学研究专家和一位名为阿诺德·米特尼茨基（Arnold Mitnitski）的应用数学家证明，通过衡量一个人身上潜在缺陷的比例，可得出一个相当可靠的衰老估值。他们发现，在人的一生之中，这一指标呈系统性增加，因此是剩余预期寿命的良好指标，甚至胜过时序年龄。从本质

1 K. Rockwood and A. Mitnitski, "Frailty in Relation to the Accumulation of Deficits," Journals of Gerontology, series A, Biological Sciences and Medical Sciences 62, no. 7 (July 2007): 722-727.

上讲，这个变量能够捕捉到人体官能的老化状况，这是其在未来患病或死亡的良好指标。

与后文讨论的许多量法不同，这个测量的另一个优点在于，它非常容易计算、完全无创，而且无须你从医生那获得数据之外的花销。然而，与其他测量相比，这个测量有些小缺陷。第一，它可能无法区分年轻或其他健康成人的衰老速率，因为这些人的缺陷尚未开始累积。第二，它呈现给你的是整体的生理年龄测量，而无法检测特定组织或器官的衰老速率（详见第五章）。第三，在评估缺陷的数量时，所有的状况都被平等地计算在内。我们知道，人体不同系统的衰老速度是不同的，这可能让他们在衰老时更容易或更难受到特定疾病的影响。并非所有这些疾病都对健康造成同样的危害。例如，糖尿病就比高血压或关节炎更危险。然而，缺陷累积测量法并未区分疾病的轻重。

尽管存在上述小缺点，虚弱指数仍是个很好的衡量标准，可以快速、简单地呈现你的整体健康和衰老状况。在下一页的表格中，我提供了洛克伍德和米特尼茨基的虚弱指数量表的改进版本，供那些有兴趣确定自身缺陷累积并得出衰老分数的人参考。

疾病	机体功能	实验测试
你是否检测出如下病症： （回答"是"得一分） □2型糖尿病 □充血性心力衰竭 □冠心病 □心绞痛 □心肌梗死 □心房颤动 □中风 □癌症（每一种计一分） □肺气肿 □慢性支气管炎 □慢性阻塞性肺病 □肝脏疾病 □痴呆 □关节炎 □骨质疏松 □听觉障碍	在没有帮助或特定设备的情况下，你完成如下任务的难度： （分值计算：0=毫无困难；0.5=有些困难；0.75=很困难；1=无法完成） □行走1/4英里 □走上10步 □弯腰、蹲下、跪下 □举起或抬动10磅重物 □在不同房间之间走动 □从没有扶手的椅子上起身 □上床/起床 □拿稳炊具 □站立30分钟 □手举过头顶 □记得昨天晚饭吃了什么 □在不平坦的地面行走不摔倒	你最近一次看医生或者血检时，是否被划入如下类别： （回答"是"得一分） □油甘三酸酯为150 mg/dL及以上 □高密度脂蛋白胆固醇水平低于40 mg/dL □低密度脂蛋白胆固醇水平高于160 mg/dL □收缩压（高值）为130 mmHg及以上 □空腹血糖为100 mg/dL及以上 □白蛋白水平低于3.4 g/dL
总分数：	总分数：	总分数：

把你在这三个类别中的得分加总，然后除以34。如果你刚好不知道全部或部分问题的答案，就把你知道的加起来，然后除以你回答的分数。

总分数（范围：0~1）

非常健康（得分<0.1）

良好（0.1≤得分<0.2）

一般（0.2≤得分<0.3）

易感（0.3≤得分<0.4）

轻度虚弱（0.4≤得分<0.5）

中度虚弱（0.5≤得分<0.6）

重度虚弱（得分≥0.6）

类似上文介绍的缺陷累积测量的另一个缺点在于，它们不太能够帮助人们预防疾病或者延长健康期。例如，此类测量无法区分尚未生病之人的健康状况，而只能在疾病和病症出现后追踪衰老程度。对许多已经生病的人来说，他们通常也会表现出生理上的衰老。病人们自己也能感知到这一点。而对看似健康的人来说，他们难以自我评估自己的实际状况，也无法确定是否应该做出改变以延长无病的预期寿命。对于这项任务而言，我们需要对病症出现之前的衰老变化做出量化。

端粒长度

21世纪初，一种新的测量方法为科学家们带来了希望，让他们对生理年龄评估方法的探索终于画上了句号。这个测量方法就是端粒长度测量法。正如第三章所述，端粒的缩短已经被确定为衰老的主要标志之一。研究者发现，在细胞分裂或遇到压力、损伤的情况下，染色体的保护帽会缩短或降解，这可能会引发细胞的程序性死亡（即细胞凋亡）或细胞停滞（衰老）。越来越多的细胞经历了一条或多条染色体的端粒严重损耗后，它们就会凋亡并危及机体组织的完整性。最终，严重的端粒缩短和与之伴生的细胞衰老现象就被认为是老年病和退化的致病因。

有鉴于此，研究人员开始开发大量测序和成像技术来评估端粒长度，其检测范围可从几滴血到整个组织层面。其中一种被称为"定量聚合酶链式反应"（qPCR）的方法在广泛应用中显示出一些优势。[1]该技术仅需少量可通过无创方式获取的DNA，其应用通常很简单，所需人力相对较少，价格相对便宜。这让端粒长度测量既适用于临床实验也适用于一般的人口研究。

2004年，加州大学旧金山分校的精神病学教授伊丽莎·埃佩尔（Elissa Epel）博士与伊丽莎白·布莱克本（Elizabeth Blackburn）博士联手开展研究——五年后，后者因其在端粒和端粒酶方面的工作获得诺贝尔生理学或医学奖。她们一起发表了一项突破性的研究成果，首次证明了端粒长度在健康研究中的意义。在他们的论文中，埃佩尔、布莱克本和其他共同作者证明了，心理压力与白细胞中较短的端粒长度有关，因此，承受了最高水平压力的妇女的端粒长度与年长她们十几岁的妇女相当。[2]研究小组认为，端粒损耗可能是我们所经历的压力和健康状况之间缺失的生物学环节。

这篇论文发表后，多数大型的流行病学和人口健康研究项目开始测量其研究对象的端粒长度。人们希望端粒长度可作为衰老的生物标志物，帮助研究人员更好地了解不同人群的健康和疾病风险差异产生的根源。此外，还有人乐观地认为，这种测量方法可用来识别易感人群，提高健康干预措施的针对性。

1   J. Lin et al., "Telomere Length Measurement by qPCR—Summary of Critical Factors and Recommendations for Assay Design," Psychoneuroendocrinology 99 (January 2019): 271-278.

2   E. S. Epel et al., "Accelerated Telomere Shortening in Response to Life Stress," PNAS 101, no. 49 (December 2004): 17312.

获得诺奖的次年，布莱克本博士帮助成立了一家名为端粒诊断（TDx）的公司。端粒诊断公司后来发布了一个直接面向消费者的端粒长度测试盒，名为端粒年龄（TeloYears）。其操作方法为刺破手指收集几滴血液，与糖尿病人测试血糖的方法类似。血液样本随后会送往实验室测量端粒长度。测量得出的生理年龄代表了具有类似端粒长度的人的平均值。这也意味着，端粒特征相似的人也面临同样的健康风险。然而，随着数据的大量累积，白细胞中测得的端粒长度（LTL）与年龄或寿命长度的联系完全没有达到人们的预期。

总的来说，白细胞中测得的端粒长度与年龄的关系十分微弱。对于大多数人群而言，年龄因素对端粒长度变化的解释力度不足1/4，这表明，端粒长度不能很好地追踪人的衰老程度。此外，在预测剩余的预期寿命方面，各种数据也表现出了矛盾的结果，一些研究发现，端粒长度与特定时间段内的死亡风险关联显著，而同样数量的其他研究则并未得出同样的结论。

最终，很明显，使用端粒长度为我们测量或理解生理衰老提供信息而出现的问题，与其说反映了端粒生物学对衰老过程的重要性，不如说与端粒长度的测量方式有关。因为把生物检测纳入上万人规模的大型人口研究，或用于向消费者提供测试时要求效率和成本效益，因而，检测机构在采用最前沿和最精准的技术方面受到限制。因此，过去（现在仍旧）应用于相应群体的端粒长度测量方法最终简化为单维的平均数。我是说，你血液中的每个细胞（除了红细胞和血小板）里的每个染色体都包含2个端粒。每个细胞有23对染色体（总共46条），这相当于每个细胞基本上都有92个端粒。通常，使用简单的刺指方法收集的一滴血大概为20微升，其中大约有10万到20万个白细胞，换算成端粒数量约为1000万个。相信你也能想到，一个样本中的所有端粒并非同样长度。一些很短，一些较长，甚至在年长个体身上也是如此。一个端粒变长或变短的可能性还会因它所在的白细胞种类而不同——在快速分裂和自我替换的细胞中，端粒长度更可能变短。

很遗憾，端粒测量是在血液样本的所有1000万个左右的端粒中取平均值。这就忽略了很多潜在的重要信息。如果一个人的端粒长度差异巨大，这意味着什么呢？例如，虽然两个人可能有着相似的端粒长度均值，但其中一个人的大部分端粒的长度都相对均匀，另一个人的有些端粒可能非常长，从而与非常短的端粒两相抵消。他们代表相同的衰老类型吗？可能并非如此。同样，另一个被忽略的重要问题是，哪些类型的细胞（或者染色体）中的端粒缩短得更快。如果这些问题没有答案，端粒长度的测量可能只会给你一个模糊的画面，从而让你无法知晓细胞内部真正发生的事情。数据是单维的，而生理衰老的实际发生过程是多维的。正因为如此，能够捕捉到不同系统之间动态变化的测量方法，对于确定个人的衰老状况会更加有用。

多系统衰老测量

2018年，我提出了一个衰老测量方法，它结合了来自实验室测试的多维信息，旨在捕捉各种生理系统的功能。[1]这个方法令人激动的地方是，它使用了标准的临床数据——大多数人每年定期问诊时的检查都会测量这些数据。虽然医生使用这些测试来确定某人在任一项检查上是否异常，但我们从简单的报告单中可收集到更多的信息——此前经常被医生彻底忽略的信息。对美国的读者来说，即便你最近没有去拜访你的家庭医生并获取相关数据，但用于评估衰老的实验室测试已十分普及，大家可从奎斯特诊疗（Quest Diagnostics）或者徕博科（Labcorp）等公司以相对便宜的价格（大约50美元）获得。几乎所有用于评估生理年龄的实验室测试都包含在标准化学测试组和全细胞计数（CBC）测试组中。唯一不包含在内的指标是"C反应蛋白"，它可以通过对同一血液样本单独检测获得。

总的来说，9项指标会被列入计算方程，这些指标结合了一些不同系统的生理年龄信息，包括心血管系统、免疫系统、肝脏系统、肾脏系统和代谢系统，这些信息相互结合，进而产生人的整体生理年龄指标。这个指标与人的时序年龄结合，我们就能估算出所谓的"表型年龄"（phenotypic age）。术语"表型"的定义为人在其基因型和环境相互作用下产生的特征——因此，我们用"表型年龄"来表示人受遗传和非遗传因素共同影响的衰老特征。

用于评估表型年龄的9种血液指标是从近50种可能的测试

1   M. E. Levine et al., "An Epigenetic Biomarker of Aging for Lifespan and Health-span," Aging (Albany, NY) 10, no. 4 (April 2018): 573-591.

组中挑选出来的。挑选过程借助"机器学习"的方法完成，其原理是，经过编程的计算机先得出一个数学预测模型，然后作出挑选。在此，我们的目的是预测人的剩余寿命；因此，在所有可能的组合中，这9种指标与时序年龄的组合成为人的剩余预期寿命的最佳预测。若单独测试表型年龄而不考虑其他任何信息，我们预测人活过未来十年的准确率为90%。显然，我们无法预测谁会被公共汽车撞倒，也没法预测谁会患上一些罕见的致命疾病，但我们的测试十分精准的原因在于，大多数人都死于跟衰老有关的疾病，我们直接评估的是死亡的最大风险因素——生理衰老。对于有兴趣从这个测试中确定其生理年龄的读者来说，他们很容易就能办到。首先，你只需求助于家庭医生或者社会上的实验机构（比如奎斯特诊疗或者徕博科），要求进行下表所示的9项测试。一旦得到结果，网上有各种免费的网站可提供在线计算方程式。同样，你也可从长期从事实验室测试的迈克尔·卢斯加登（Michael Lustgarten）博士的博客上下载一张电子表格，只需输入各种数据，然后就能得出你的表型年龄。

实验测试项目	相关的系统或症状
空腹血糖	新陈代谢
C反应蛋白	炎症
白蛋白（血清）	肝脏、营养不良和炎症
碱性磷酸酶（血清）	肝脏
肌酐（血清）	肾脏
红细胞分布宽度	免疫系统
淋巴细胞百分比	免疫系统
白细胞计数	免疫系统
平均红细胞容积	免疫系统

现在怎么办？

让我们想象一下，你输入了所有数据，而电脑屏幕上弹出的生理年龄却不符合你的预期。好消息是，你可以做出改变。较高的生理年龄不应该让你感到挫败，它更多是一个警钟，可以帮助你变得更健康。我的实验室已经观察到一些非常有趣的现象——与基因相比，生理年龄更容易受生活中各种因素的影响。

我的实验室与耶鲁大学的多位同事合作，评估了代表美国人口的超大规模成年人群的各种个体特征对生理年龄的相对影响。[1]令人兴奋的发现是，决定一个人生理衰老的最大因素似乎是与健康相关的行为。第二大因素是近期的压力和逆境，遗传因素屈居第三。虽然你的基因和你一生中经历的逆境是你无法控制的，但我们的研究表明，影响衰老最大的因素是人在运动、吸烟、饮酒、营养和睡眠方面的行为选择。这是我们希望听到的最好消息，因为它们恰好是我们所有人在生活中可以控制的事情。

这项研究完成后，我与老同事瓦尔特·隆戈博士合作，测试我们是否真的可以通过改变人的饮食行为来降低其生理年龄。虽然我会在本书第二部分更详细地讨论这项研究和相关食

1 Z. Liu et al., "Associations of Genetics, Behaviors, and Life Course Circum-
stances with a Novel Aging and Healthspan Measure: Evidence from the Health
and Retirement Study," PLoS Medicine 16, no. 6 (June 2019): e1002827.

谱，但简单地说，我们发现参加三个短期间歇禁食的人在几个月内就能大幅降低其生理年龄，平均降低了 2.5 岁。虽然听上去降得不多，但模拟结果表明，如果参与者每年都采取这种饮食习惯（每年共有 15 个适度禁食日），则疾病和过早死亡的风险都会大幅降低。

如果这还不够激动人心，那我们还证明了，我们衡量生物衰老的标准往往反映在你的外表上。虽然我坚信延缓衰老的目标应该是改善健康，但不可否认，很多人出于审美原因而延缓衰老。2018 年，《英诗黛》（*InStyle*）杂志发表了一篇文章，强调了普通人一生中在抗衰老护肤霜上惊人的经济投资。[1] 由于市场上的抗衰老美容类产品有近千种，预计 2021 年全球总销售额将超过 3300 亿美元。据估计，购买低价药妆产品的人终身花费近 12000 美元在抗衰老面霜上，而收入稍高一些的人则会选择市场上中间范围的产品，终身平均花费近 37000 美元。而对位于顶端的抗衰老面霜精华的终身投入近 20 万美元。请记住，这些数字并不包括进美容院的花销，比如注射肉毒杆菌毒素、微磨皮、化学换肤、皮肤填充和整形手术等。然而，消费者并未认识到，涉及外在的衰老形态时，除了动刀子或打针，最好的延缓方式是由内而外的。更重要的是，鉴于我们已经表明了行为的影响，那么，人就可在没有大量金钱投资的情况下做到这一点。

---

1   V. Moorhouse, "How Much We Spend on Anti-Aging Cream over a Lifetime Is ASTOUNDING," InStyle, October 12, 2018.

有些让人惊讶的是，仅用一天时间，9个实验室测试结果得出的生理年龄就可以预示你的寿命和未来的疾病、身体官能，乃至面部衰老情况。但这只是可能发生的事情的冰山一角。最近，我们和其他实验室已经开始使用数十万个数据点来评估更精准的衰老指标。更重要的是，它们可简单地从几滴血乃至你的唾液中收集。

表型年龄

至此，你可能在想，"嘿，我以前听过这种说法！"的确如此。从某种角度讲，色兰娜斯（Theranos）公司首席执行官伊丽莎白·霍尔姆斯（Elizabeth Holmes）曾扬言——从指尖一滴血中得出海量的个人健康信息。不幸的是，这是一个建立在想象而非实际科学至上的虚假承诺，正如约翰·卡雷鲁（John Carreyrou）在其著作《坏血》（Bad Blood）中描述的那般。[1]虽然霍尔姆斯的梦想被证明是谎言，但其中大体的想法却不像看上去那般牵强。她只是走错了方向。其中的关键在于对所谓的"DNA甲基化"的测量，但要从生理衰老的角度看待其结果。

DNA甲基化是表观遗传修饰的一个例子。如果你还记得（正如我在上文中描述的那样），表观遗传指的是改变基因组构造的化学变化，同时它还能调节哪部分基因能被使用或不被使

....

1　J. Carreyrou, Bad Blood: Secrets and Lies in a Silicon Valley Startup (New York: Knopf, 2018).

用（决定每个细胞使用哪些成分产生其表型的配方）。具体来说，DNA甲基化指的是添加到核苷酸或DNA序列（A、C、G、T）中的化学标签（甲基）。通常，当我们谈论哺乳动物的DNA甲基化时，我们指的是添加到鸟嘌呤（G）旁边的特定胞嘧啶（C）上的甲基标签。

这些所谓的"CpG岛"散布在整个基因组中。当它们带上甲基标签后，相应部分的基因组会自我折叠并"关闭"。换言之，该区域的基因暂时处于隔绝状态。然而，甲基移除后，该区域会重新开放。接着，细胞就可以自由地使用这些基因来制造其编码的蛋白质，或用它们调节某些化学过程。正因为如此，DNA甲基化在大量生物现象中发挥着重要作用。它是发育过程中的关键调节装置，也能定义细胞的状态——无论是干细胞、分化的（确定的细胞类型）细胞、衰老的细胞，还是癌细胞。有趣的是，它还能传递细胞或组织以何种方式老化的信息。

对DNA甲基化的研究表明，随着年龄的增长，人体内整个基因组的这些化学标签的模式会发生重大改变。某些位点会持续发生DNA甲基化，而其他位点则不再发生这种现象。尽管我们不知道这究竟为何（虽然已经发现一些有意思的线索），但重要的是，我们已经学会解读其中的一些模式，它们为个体健康提供了关键信息。

衰老对DNA甲基化模式的深刻影响是在20世纪80年代末和90年代初首次发现的。当时从事相关领域研究的一位科学家是刚从杜克大学医学院毕业的妮塔·阿胡贾（Nita Ahuja），此时她还是约翰·霍普金斯大学的住院实习医生，同时也在该校从事外科肿瘤学研究。如今，阿胡贾博士已成为耶鲁大学医学院的外科主任——第一位任此职务的女性——我也以成为她的同事和合作者为荣。在其职业生涯的早期，阿胡贾博士等人证明了，似乎将癌症组织和大多数正常组织区分开来的DNA甲基化模式与正常组织中观察到的衰老变化存在惊人的相似之处。[1]这让许多人形成了一个观念，即与衰老相关的DNA甲基化变化可能解释了癌症随年龄增长而变得越发普遍的原因。换言之，我们的组织发生了DNA甲基化改变，这让它们更像肿瘤，也更容易患癌。

虽然这些发现都是开创性的，但20年之后世人才开发出第一个基于DNA甲基化的生理年龄测量方法。2011年，加州大学洛杉矶分校的一个科学家团队发表了第一份测量生理年龄的标准示例，后来又称"表观遗传时钟"。[2]该研究由加州大学洛杉矶分校人类遗传学、儿科和泌尿科教授埃里克·维兰（Eric Vilain）博士负责，其最初的目的是通过比较相异双生（discordant twins，其中一个被确定为异性恋，另一个为同性恋），确定唾液中与性取向有关的表观遗传因素。但该团队偶然得出了阿胡贾博士和其他人多年前的相同发现——年龄对人的DNA甲基化水平有巨大影响。此后，该项目的目标随之改变，研究者们着手开发某种指标，可完全根据唾液中的DNA

1　N. Ahuja et al., "Aging and DNA Methylation in Colorectal Mucosa and Cancer," Cancer Research 58, no. 23 (December 1998): 5489-5494.

2　S. Bocklandt et al., "Epigenetic Predictor of Age," PLoS ONE 6, no. 6 (June 2011): e14821.

甲基化模式预测人的年龄。结果证明是成功的。这项新指标预测年龄的中位数误差刚好超过5年。这意味着50%的样本的预测年龄与实际年龄相差5年以内。

一年半后的2013年1月，由加州大学圣地亚哥分校的张康（Kang Zhang）博士和特雷·埃德克（Trey Ideker）博士主导的另一个南加州科研团队开发了一个新的DNA甲基化年龄预测器（或表观遗传时钟），这次用到的材料是血液。[1]这个时钟后来又称"汉纳姆时钟"（Hannum clock），它的误差比之前的略低。此外，研究者们还表明，他们的年龄预测器应用于各种组织时也非常准确，而且，就像阿胡贾博士所证明的，肿瘤组织会加速老化。

大约在汉纳姆时钟发布的同时，发表第一篇表观遗传时钟论文的加州大学洛杉矶分校科研团队的一位成员正在研究一个最终将改变衰老领域研究现状的时钟。在唾液中取得初步发现成果后，史蒂夫·霍瓦特（Steve Horvath）博士决定放弃他的实验室打算从事的其他所有研究，进而继续研究DNA甲基化随年龄的变化。接下来的几个月里，霍瓦特博士收集了他所能收集到的全部DNA甲基化数据，最终汇编成了一个数据库，其中包括来自8000多个人体样本的51种不同类型的组织或细胞。这些样本涵盖全年龄范围，从早产儿一直到百岁老人。通过应用加州大学圣地亚哥分校团队开发汉纳姆时钟所使用的类

1   G. Hannum et al., "Genome-Wide Methylation Profiles Reveal Quantitative Views of Human Aging Rates," Molecular Cell 49, no. 2 (January 2013): 359-367.

似技术，霍瓦特博士得到一个DNA甲基化年龄预测器，可极为准确地评估几乎所有的人类组织和细胞类型的年龄。[1]这个检测指标后来又称"霍瓦特时钟"（Horvath clock），它也成为生理年龄评估的同义词。

2014年，我在南加州大学（USC）读博期间，看到了霍瓦特博士新发表的论文，详细介绍了他的表观遗传时钟。就在去年夏天，我发表了一篇论文，描述了用前述临床化学实验室指标开发的新的生理年龄检测方法。然而，令人惊讶的是，类似的衰老信号可以写在细胞的分子图谱中。这是如何发生的？又意味着什么？它是可以修改的吗？在那一刻，我决心回答这些问题。一年后，我从南加州大学搬到加州大学洛杉矶分校，开始在史蒂夫·霍瓦特的实验室从事博士后研究。

接下来的一年里，史蒂夫、我和来自世界各地实验室的科学家们合作，发表了数篇论文，详细介绍了表观遗传时钟可以捕捉到的全部信息。我们的文章表明，表型年龄较大的妇女往往更早绝经，而手术绝经往往会加速表观遗传的衰老。[2]我们发现，表型年龄可以预测人在未来患上肺癌的风险，对吸烟者尤其有效。[3]通过大脑样本，我们发现具有阿尔茨海默病迹象

1   S. Horvath, "DNA Methylation Age of Human Tissues and Cell Types," Genome Biology 14, no. 3156 (December 2013).

2   M. E. Levine et al., "Menopause Accelerates Biological Aging," PNAS 113, no. 33 (July 2016): 9327-9332.

3   M. E. Levine et al., "DNA Methylation Age of Blood Predicts Future Onset of Lung Cancer in the Women's Health Initiative," Aging (Albany, NY) 7, no. 9 (September 2015): 690-700.

的人表型年龄往往比他们的时序年龄大。我与一位名叫奥斯汀·夸赫（Austin Quach）的研究生一起发表了一篇文章，其中阐述了健康行为和表观遗传衰老之间的联系，揭示了摄入更多绿叶蔬菜、锻炼身体和受过高等教育的人往往表型年龄更年轻。[1]在与加州大学洛杉矶分校另一位名叫朱迪思·卡罗尔（Judith Carroll）博士的教授的合作项目中，我们发现失眠与表观遗传的快速衰老有关。[2]最后，一个大型研究小组——汇集了13个不同组别的人口，共计13089人——的部分结论认为，表型年龄和时序年龄的相对差异可以预测剩余的预期寿命。[3]或者更简单地说，那些表型年龄比他们时序年龄大得多（基于DNA甲基化）的人比那些表型年龄相对年轻的人的死亡风险更大。

然而，尽管得出来这些令人兴奋的发现，我仍然相信我们可以制定一个更好的时钟指标。毕竟，我在博士期间基于临床实验室测试开发的生理年龄测量方法比当时的表观遗传时钟能更准确地预测死亡和疾病风险。另一件一直困扰我的事情是，每当我（或者史蒂夫和其他任何人）发表描述表观遗传时钟的

1　A. Quach et al., "Epigenetic Clock Analysis of Diet, Exercise, Education, and Lifestyle Factors," Aging (Albany, NY) 9, no. 2 (February 2017): 419-437.

2　J. E. Carroll et al., "Epigenetic Aging and Immune Senescence in Women with Insomnia Symptoms: Findings from the Women's Health Initiative Study," Biological Psychiatry 18, no. 2 (January 2017): 136-144.

3　B. H. Chen et al., "DNA Methylation-Based Measures of Biological Age: Meta-Analysis Predicting Time to Death," Aging (Albany, NY) 8, no. 9 (September 2016): 1844-1865.

演讲时，脑中总会闪过一个问题："如果使用方法X、Y或Z，你是否可以更准确地预测人的年龄？"这个问题的难点在于，它问的是我们是否可以更好地测定时序年龄。但人们没有意识到，我们的工作目标是捕捉生理年龄。以一群人为样本，这两个数字绝不会完美契合，因为我们知道，其中一些人衰老比较快，而另一些人衰老比较慢。如果每个人的生理年龄与他们的时序年龄完全吻合，则表明所有人的衰老速度没有变化。这也意味着，若让人接受昂贵生理测试只是为了给我们提供一个已知的年龄，则毫无必要。

相反，真正该问的问题是："我们如何才能更好地测量时序年龄相同的人之间衰老速度的实际差异？"在同学聚会上，老得认不出和看起来青春永驻的同学之间存在什么样的生理差异？另一个关键问题是确保我们在同一年龄段的人中捕捉到的任何变化不是单纯的预测失误，而是传递了真实的生理信息。预测年龄和自述年龄之间的差异应该能为某人未来的健康和福祉提供建议。

在这个领域开展研究之后，我逐渐意识到，与其预测出生后的寿命，也许我们真正想预测的是人在出生和死亡之间的相对寿命。回顾我在第二章中讨论的十英里长的跑道。如果我看一眼一小时后每个人在跑道上的位置，我会好奇他们走过的距离占总长度的比例几何。他们是越过了终点线，还是只走了一半？知道这一点会让我大概了解他们的平均速度。这个思路同样适用于衰老问题。如果我在50年后重新审视一群人，有些人已经走完人生道路的3/4，而其他人可能还不到一半。这就是我想用DNA甲基化来制定的测量指标。

在我和霍瓦特博士合作的博士后研究的最后一年，我把所有的精力都投入到开发一个可以捕捉到上述信息的指标上。回顾过往，我不得不说，那段时间可能是我生命中压力最大的时候。我当时全身心在家工作，因为我需要在工作和照顾老（身患绝症的父亲）小（一岁大的幼儿）之间取得平衡。因为我和丈夫都拿着博士后的微薄薪水，在洛杉矶这样一个生活成本很高的城市，我们只能负担女儿半天的托儿服务费用。因此，每天早上我都会把女儿送到日托所，然后开车去往十分钟车程以外的父母家。接着，我会在父亲的房间或者外面的房间分析我的项目数据。

有时候，父亲有兴致听我讲讲手头的工作，但更多的时候，他只是打盹或静静地坐着，我们享受着彼此的陪伴——通常是在他最喜欢的音乐家马友友的伴奏下（今天我在工作时依然在听他的曲子）。回过头看，讽刺的是，我在数据上花了很多心思，仅仅为了建立一个能够预测父亲在我眼前走完最后一程的程序。对于处理死亡或疾病相关数据的科学家而言，这些概念会逐渐变得模糊。然而，当自己亲自面对这些概念时，一切又清晰起来。中午时分，我会离开父母家去接女儿。回到家，丈夫和我会交替照顾孩子，从而能够继续各自的研究工作。这种情况一直持续到2017年夏天，当时，就在我完成研究后不久，父亲就去世了，接着我就举家横跨大半个美国搬到了现在工作的耶鲁大学附近。

两个月后，我们提交了一篇新的表观遗传时钟研究论文，这个表观遗传时钟被训练来预测人的健康期和预期寿命而非时序年龄。这篇论文由18位作者（包括史蒂夫和我）共同完成，其中详细介绍了我们精心整合过的十几项不同研究的数据，提出并验证了我们的新型表观遗传时钟。文章的核心分析旨在阐明我在本章前文中提到的基于临床的生理年龄测量方法（仅用9项实验室测试结果）。这种测量方法不仅可以有效追踪年龄数据，也能区分同龄人的死亡和疾病风险差异，于是，我们开发了一个可预测相关风险指标，而非预测时序年龄的表观遗传时钟。

我们在文章最后部分说明了，与此前开发的时序年龄时钟相比，这个新的时钟是一个能更好预测各种健康风险的工具。[1]它与剩余寿命紧密相关；能够记录一个人得过的疾病数；可以反映不同人的身体和认知功能的差异；其预测数值在更年期较早的妇女中更高；在患有肥胖症或代谢综合征的人中会加速增加；它能捕捉与年龄相关的促炎过程；其预测数值在高龄老人的子女中会更低；但在患有艾滋病、帕金森病、阿尔茨海默病或乳腺癌的人中更高。最后，对我来说，最了不起的事情也许不是在观察血液中的DNA甲基化时，我们可以捕捉到一个普遍的老化指标，而是可以使用这个相同的指标来跟踪单个组织的老化进程。例如，使用霍瓦特最初制定多组织时钟用到的数据，我们发现新的时钟追踪了所有51种组织和细胞的衰老进程。也许最让人兴奋的是来自唾液的数据。

1   Levine et al., An Epigenetic Biomarker of Aging for Lifespan and Healthspan.

表观遗传时钟在现实世界中的应用

这个表观遗传时钟在唾液中捕捉衰老生物标志的能力为我们打开了一个充满可能性的世界。如果相关数据被证明是准确的且能提供关键信息，则人们就能用一种无创测试来跟踪其衰老进程，这种测试足不出户就能进行，仅需把样本送到实验室分析即可。只不过，我当时并不清楚还有其他人也认识到了这一点。

2018年10月，我收到了马克·莫里斯（Mark Morris）的电子邮件，此人是一家名为极乐药业（Elysium Health）的公司的研发副总裁。极乐药业由埃里克·马科图利（Eric Marcotulli，执行总裁）、丹·阿尔米纳纳（Dan Alminana，首席运营官）与麻省理工学院科学家、著名衰老研究专家伦纳德·瓜伦特（Leonard Guarente，极乐药业的首席科学家）博士合作成立于2014年。该公司设立的宗旨源于瓜伦特博士的实验室于20世纪90年代末的一项发现。研究酵母的过程中，瓜伦特及其研究团队发现了一个名为"SIR2"的基因，一旦激活，可大大延长酵母的寿命。[1]但他们后来发现，这种益处完全取决于一种叫作"烟酰胺腺嘌呤二核苷酸"（简称NAD）的分子是否可用。少了NAD，增强"SIR2"活性对寿命增加也没有明显

[1] M. Kaeberlein, M. McVey, and L. Guarente, "The SIR2/3/4 Complex and SIR2 Alone Promote Longevity in Saccharomyces cerevisiae by Two Different Mechanisms," Genes & Development 13, no. 19 (October 1999): 2570-2580.

影响。[1]

多年来，人们发现了越来越多像 SIR2 的蛋白质，它们共同组成了一个名为"长寿基因"（sirtuins）的蛋白质家族。[2]虽然每个长寿基因（人类共携带七个）都有不同的生物角色，但其重要功能的发挥都依赖于"NAD"分子是否起作用。问题在于，后来的研究表明，血液和其他各种组织中的"NAD"水平随年龄的自然增长而下降，从而导致长寿基因逐渐失去其重要功能。这种现象引导瓜伦特和其他衰老研究人员开始寻找"NAD 促进剂"——一种分子，它不仅能够增加 NAD 水平，并能反过来修复因衰老而降低的长寿基因的活性。极乐医疗的旗舰产品是一种名为"贝塞斯"（Basis）的补充剂，它的专有配方包含两种基本成分，名为"烟酰胺核苷"（nicotinamide riboside）和"紫檀芪"（pterostilbene）。研究人员业已证明，二者组成的混合物不仅能提高小鼠的"NAD"水平，而且最近发现还能提高人类的"NAD"水平。虽然这是令人兴奋的开端，但仍不清楚的是，"NAD"的增加是否转化成了衰老进程的减缓。

直到最近，衰老和长寿领域的人体临床试验的问题都在于，它们所需的时间成本过高。想象一下，如果你是一位提出了新式疗法的科学家，你认为它能延缓衰老进程。于是，你决

1 S. Imai et al., "Transcriptional Silencing and Longevity Protein Sir2 Is an NAD-Dependent Histone Deacetylase," Nature 403, no. 6771 (February 2000): 795-800.

2 S. Michan and D. Sinclair, "Sirtuins in Mammals: Insights into Their Biological Function," Biochemical Journal 404, no. 1 (May 2007): 1-13.

定招募一组健康的中年被试。但在撰写研究方案时，问题出现了：你用什么结果证明你的干预措施能延缓衰老？如果用老鼠开展试验，你可能会用到全年龄段的老鼠；但对中年人而言，则可能在30年或更长时间后才能得出结果。再者，疾病造成的影响又该怎么算呢？于是，问题变成，你是否同样考虑到了所有的衰老疾病（基本上，任何疾病都可能成为研究结果的原因）？你会考虑被试累积了多少疾病吗？跟死亡率的情况一样，这可能需要持续数十年的研究。假设你的干预措施的好处通常是暂时的，可能随时间的推移而消失，而你想得到的是一个在干预之前便能实时测量的衰老估值，然后在研究过程中得以追踪其变化。让我们开始评估生理年龄吧。

这就是莫里斯2018年10月给我发邮件的动机。一个月后，我从耶鲁大学赶到曼哈顿的极乐医疗总部，与埃里克、丹和兰尼会面，并讨论与他们团队合作的可能性。极乐医疗公司为自己是一家具备科研能力的公司而自豪，因此，它希望提出临床证据证明"贝塞斯"是否真的能延缓人类的衰老。他们知道，答案可能不会如愿，但他们认为，为客户提供一种评估产品是否有效的方法是自己的义务。这意味着，他们需要提供一个简单的自助测试——对消费者足够友好，但又足够可靠和有效，可揭示出经得起严格科学检验的衰老生物标志物。鉴于我已经证明了，基于甲基化的生理年龄评估系统是未来健康和福祉的良好指标，丰富这个指标就成了我们合作合乎逻辑的开端。

除了我提出的指标，DNA甲基化开启了利用单一样本提取差异化健康和衰老数据的可能性。我们不必开展成百上千的不同测试来发现这些信息，一个就够了。这个单独的测试提供了数十万个独特的数据点，可用来阐明一个人的独特衰老特征。这个测试的另一个优点是它可使用唾液样本，可通过类似于许多流行的基因测试服务（如23andMe）所采用的自助套件采集，而不必求助于家庭医生，也无须前往当地实验室抽血。这样做消除了各实验室之间的协调问题，研究人员也不必事先转换血液测试结果的单位，再将其输入到网页上。用户可直接把唾液分泌到试管中，将其放入包裹，然后等上几周就可以收到自己的生理年龄估值。

然而，在我和极乐医疗都打算推出直接面向消费者的基于DNA甲基化的生理年龄测试之前，还有一个问题有待解决。这些测试在个体层面是否一直都可靠？此前，几乎所有关于这些测试的研究都是在数以千计的样本中展开的。当你的研究样本达到这个量级，测试中产生的随机误差并不是什么大问题——它们最终会被抵消。然而，如果我打算告诉某人其生理年龄几何，我肯定希望这个估值尽可能准确——估值可能影响后续行为的话尤其如此。

造访极乐医疗后不久，我就开始分析数据，以确定我的表型年龄测试的可靠性。结果不免让人心碎。按照我制定的测试规程，为了测量DNA甲基化水平，单一个体的样本会一分为二，然后代入我的算法，偶尔会得到相差五年乃至七年的生理年龄估值。更重要的是，这种错误似乎是完全随机的，除非你对每个样本测量三次，否则无法作出标记。单次测试没办法发现问题，测试两次，则无法弄清两个表型年龄估值哪个是正确的。

　　这不仅给使用我们提出的指标来监测自身衰老，从而改善健康状况的人造成了严重影响，而且也成为临床试验中开展测试的障碍。请记住，能够测量样本中生理年龄的科学意义之一在于，它能帮助科学家筛选出可能延缓衰老的治疗方法，而不必等待数年乃至数十年才能确定其对死亡和疾病等长期结果的影响。如果这种测试的误差（我们发现可能高达七年）与你的干预效果一样大，这将使得确定干预措施是否真正延缓了衰老，及其延缓程度变得异常困难。

　　随着我对这个问题展开持续研究，我发现，不仅仅是我的表型年龄测试会产生不一致的结果，所有的表型年龄测试均如此。这个新的发现开始打破我的希望——我所投身的科学研究将从实验室中脱颖而出，帮助他人延缓衰老过程，进而活得更长、更健康。与此同时，我并没有打算放弃。几个月来，我和我的实验室里的生物信息学学生尝试了不同的办法——比如使用复杂的统计方法尝试预测数据中哪些估值是错误的，以及在计算表型年龄之前减少数据中多余的噪声（或变化）。虽然这些尝试都最大限度地减少了成对样本之间的差异，但结果仍不够准确，我也因此缺乏信心支持原本打算推荐给世人的生理年龄估值方法。

　　最终，在2019年夏天的一次晨跑时，灵感闪现。我恍然大悟，表观遗传时钟最神奇的地方在于，它们捕捉到了DNA随时间推移而广泛发生的变化，而非仅捕捉到了几个特定基因的甲基化变化。但直到现在，现有的时钟都只是基于特定基因组位置（通常在七十到几百个之间）的甲基化变化。我意识到，问题出在每个位置的甲基化估值并不是完全精确的，而在把这些变化汇总后，所得的测量结果就会包含许多技术噪声。我思忖着，与其挑选几个"CpG"岛来代表衰老的过程，不如用我们数据中的所有位置来测量整个基因组更全面的变化模式。

这个想法在脑海中一闪而过，我迅速停下脚步，在手机上口述了实现这个思路的具体步骤（感谢科技的力量），然后冲刺完最后一公里到家开始编码。一小时后，我得出了初步的结果——从同一个人身上提取的成对样本现在几乎完全匹配。更重要的是，这个新的测量方法与健康状况表现出更强的关联。

在接下来的几个月里，我与极乐医疗密切合作，在他们的数据中测试这项新技术，其中包括一个八人组，其中每个人在过去几周内都提取了9个样本。测试的真实目的是要确定这9个样本所预测的表型年龄是否一致。我们发现，市面上现有的表观遗传时钟的测试结果往往差异巨大，从两年到八年不等，而我们的新指标的测试结果偏差始终保持在半年左右乃至更少。这种新的测量方法——后来被称为"生理年龄指数"（Index）——如今已变得足够可靠，不仅可应用于临床试验，也可用于个体生理衰老评估，后者也称"自助试验"（n=1 level，即被研究人数为1的试验）。

2019年秋，"生理年龄指数"作为产品正式推出，用户可用它在家自助收集唾液样本，然后寄回实验室，并最终获得自身生理年龄的重要信息。虽然我对自己开发的测试方法十分自豪，但也必须承认，我与极乐医疗的相关产品存在利益关联。

目前，我在极乐医疗公司的职位是生物信息顾问，负责与公司团队密切合作，开发新的基于DNA甲基化的健康检测方法，我们希望相关方法能让人得以大体上掌控其健康和福祉。

尽管存在显而易见的利益关联，但我希望"生理年龄指数"这样的测试方法获得成功的主要动机仍在于，我知道这种技术对人类大有益处。我希望人们能够利用不断突破的科学发现，从而让世人与自己所爱之人更长久、更健康、更快乐地一起生活：让父母能够见证孩子的成长乃至变老，伴侣能够在古稀之年庆祝彼此的爱情和承诺，以及我们每个人都有时间和能力实现自己设定的目标。

自2019年11月推出"生理年龄指数"以来，我们还继续深入开发了新的令人兴奋的测量方法和工具，从而加深了个体对自身独特衰老状况的了解。我们仍处于实现相关技术潜能的早期阶段，这种潜能如果实现，会彻底改变我们对疾病预防、个体健康和衰老的干预方式。

第五章

差异化衰老路径展望

　　测量生理年龄的想法大概在50年前就出现了，但直到最近，我们才获得了有效实现这个想法的相关数据和计算能力。因此，该领域仍处于起步阶段。目前的情况是：许多现有的生理年龄测算业已证明，它们能捕捉到不同人（哪怕时序年龄相同）的健康状况差异。它们可以预测个体未来的健康期和整体的寿命值，其准确程度已经超过了单纯的时序年龄估值。而且不断涌现的证据还表明，后续行为的改变也能改变相关测量值。然而，如果我们想真正发挥这些技术的力量，相关测量指标还有很大的改进空间。

　　到目前为止，我一直把生理年龄作为一个单一的对象或数字来讨论，就像时序年龄一样。这也是多数人的想法，实际上，甚至许多研究衰老的科学家也是如此看待生理年龄的。这种看法（以及到目前为止我的描述所体现的）认为，我们每个人都有一个时序年龄和生理年龄。然而，生物衰老是多维度的，两个人可能在衰老的不同维度上存在差异。我们不应假设两个时序年龄为36岁的人用前述任何测量方式测得的生理年龄估值均为31岁，也不应设想他们具备同样的生理状况乃至同样的健康风险。没有任何两个人的衰老方式是相同的，没有一个单一的维度或线性指标能真正捕捉到衰老过程的复杂性。在现实中，我们越是能从更多维度揭示人的衰老过程，就越能更好地了解其独特的健康风险。

衰老面面观——超出单纯的数字意义

2020年，由斯坦福大学迈克尔·斯奈德（Michael Snyder）博士领导的研究团队发表了一项研究，描述了他们称之为"衰老类型"（ageotype）的衰老特征。[1]虽然衰老过程的不同表现此前已多有讨论，但这项研究是第一次集中考察同一个人身上测得的多个衰老类型，从而更好地理解衰老的不同面相。此外，这项研究对被试做了长期跟踪，因而能够确定不同衰老类型在不同人身上的分化方式。为了实现这个目标，该团队开展了大量了不起的数据收集工作。利用这些数据，他们定义了四种主要的衰老类型——免疫、代谢、肝脏和肾脏。每个被试都会得到一个分别代表四种衰老类型的分数，它反映了自初始观察（baseline observation）以来的变化水平。

从根本上讲，该团队能够研究出人随年龄增长而出现的衰老分化方式。但这一次，被试不是跟普通人比较，而是与以前的自己比较。有趣的是，科学家们观察到，随着时间的推移，不同人在不同衰老类型上的表现差异巨大。不存在适合描述所有人的衰老模式。一个被试可能在代谢和肾脏方面显示出显著的衰老迹象，而在肝脏或免疫方面观察到的变化很小，另一个被试则可能肾脏尚未明显老化，但肝脏、免疫和代谢却显著老

1 S. Ahadi et al., "Personal Aging Markers and Ageotypes Revealed by Deep Longitudinal Profiling," Nature Medicine 26, no. 1 (January 2020): 83-90.

化。这项研究的结果进一步指出，并不存在一个单一而普遍适用的衰老衡量指标。

我的外祖父母就是极好的例子。我的外祖母和外祖父生于同一年，二老分别活到了九十岁和八十九岁。然而，尽管寿命几乎相同，但他们不仅在健康和衰老方面，而且在生活方式和面临的潜在压力方面都差异巨大。

我的外祖父由其母亲和继父在纽约黑斯廷斯的一个农场抚养长大，该农场购买于大萧条前不久。外祖父童年的大部分时间都在户外度过，他要帮着照料农场的牲畜和作物，修理围栏，骑马玩耍等。他最喜欢的消遣是制作和享用自制的软糖，据日记记载，外祖父几乎每天都会重复这件事。从根本上讲，外祖父的童年过着温斯洛·霍默（Winslow Homer）的早期绘画中所描绘的乡村男孩生活。

我的外祖母则在一个邻近小镇上长大。作为当地兽医的女儿，她的大部分时间也是跟户外农场的牲畜打交道。但在10岁左右，她患上了风湿热——一种可能危及性命的炎症并发症，源于未经消杀的链球菌。虽然外祖母活了下来，但细菌感染让她住了几个星期的院，随后又卧床休息了几个月。现在回想起来，这场病很可能成了她余生一些疾病的肇因。

外祖父在二战期间成了一名海军，服役结束后，外祖父母在21岁的年纪结婚。一年后，我母亲出生了，随后她的六个弟弟妹妹也相继出生。尽管我的外祖母拥有音乐学士学位，并最终获得硕士学位（她是一位非常有才华的钢琴家和风琴家），但就像20世纪50年代和60年代婴儿潮时期的许多妇女一样，她尽心承担着郊区家庭主妇的责任。与此同时，我的外祖父利用二战老兵适用的《美国军人权利法案》（*GI Bill*）获得机会前往雪城大学（Syracuse University）法学院学习。通过纽约州律师资格考试后，他逐渐成为一个专业的诉讼律师，后来又成为其所在公司的高级合伙人和审判律师协会（Trial Lawyers Association，即美国司法协会）的会员。

60岁时，二老的孩子们也长大了，外祖父母就加入了其他新英格兰人南下过冬的队伍前往佛罗里达南部地区。在此期间，外祖父开始在佛罗里达从事法律工作，业余时间打网球，也会去享受南方冬季温暖的阳光。与此相反，外祖母此时已经开始出现衰老的迹象。她患上了白内障，膝盖、脚踝、臀部和手腕关节开始疼痛——也许这也是她小时候所患风湿热的持续影响。除了白内障手术，外祖母还经历了两次髋关节置换术和一次膝关节置换术。她的孩子们开玩笑说，她要先一步去体验老年生活，一旦过渡到成为仿生女人，就可以回过头去享受中年生活。很遗憾，这些都没有发生。尽管如此，她还是决心保持身体的活力，并在多年里近乎狂热地保持着游泳的习惯。时至今日，我依然清晰地记得外祖母在安大略湖边我们家的小木屋附近沿着湖边游泳的场景，浪花拍打着她那若隐若现的泳帽。

然而，75岁时，外祖母经历了她人生中第一次轻度中风，不久后，她的认知能力和身体机能逐渐衰退。此后多年里，她发现自己越来越难在湖边岩石防波堤中穿梭，直到最后不得不停止游泳，只能坐着轮椅在甲板上目不转睛地看着儿孙们在自己心爱的湖中游泳和滑水。

接下来的15年里，外祖母经历了更多的轻度中风和机能减退。她最后不得不依赖辅助器具生活，逐步从轻度护理转移到了高级护理的疗养院。尽管经历了这些重大挫折，但在她去世前几年的一次例行体检时，医生惊叹道，她的"血检结果跟开红色敞篷车的19岁小年轻差不多"。事实上，外祖母始终保持着幽默、坚强和冒险精神。

相比之下，外祖父直到去世那年都保持着极其健康和积极的生活状态。他每周都会与朋友打好几次网球。外祖父生活独立，独自购物和忙活各种差事，他每晚都会前往病榻前探望外祖母，并共进晚餐。虽然他的血液检查并不理想——他处于糖尿病前期——但真正让整个家庭都措手不及的是他的肾癌诊断报告。此外，与外祖母不同，外祖父的病情恶化很快，跟我父亲的情况很像。去世前，外祖父仅在护理中心待了短短数月，其间刚好过完了他89岁生日。他先于外祖母去世的可能性让所有人都感到震惊，但最震惊的还是外祖母。晚期血管性痴呆（vascular dementia）的影响让外祖母永远无法理解，自己相对健康又有活力的丈夫怎么就去世了。最终，这个认知上的困难一直困扰她直到第二年她去世为止。

健康与生存悖论

我的外祖父母的衰老轨迹两相对照，就能说明流行病学和人口健康研究人员在其研究队列中做出的许多发现。实际上，这两种情况非常能代表男性和女性变老过程的一般性差异。我的外祖母在衰老过程中经历了更多的机体损伤，健康期大大缩短，但最终获得了比外祖父更长的寿命。在世界大多数国家里——甚至在一些种类的动物中——女性（雌性）的寿命都明显长于男性（雄性）。以美国为例，2018年出生的小孩的预期寿命中位数（指一组人中50%的人预期活到的年龄）男性为76.3岁，女性为81.4岁。[1]而在日本，男性相对其他国家已是相当长寿了，其预期寿命为81.1岁，但这与该国女性87.5岁（世界之最）的预期寿命相比仍相形见绌。事实上，在181个可获取特定性别数据的国家中，没有哪个国家的男性寿命超过女性。二者最接近的是不丹王国——一个位于喜马拉雅山脉东部的内陆国家。在不丹不到100万的人口中，男女的预期寿命相差不到一岁，男性为71.1岁，女性为71.8岁。相比之下，另有四个国家（包括俄罗斯和白俄罗斯）的女性预期寿命比男性长十年或者更多。

　　一般而言，尽管现实中女性的预期寿命更长，但这并不只意味着好处。有些让人机能减退的病症对女性的影响比男性要大得多。例如，全世界约5000万阿尔茨海默病患者中，女性数量几乎是男性的2倍。[2]随着年龄的增长，女性也更可能患上骨关节炎和骨质疏松症，根据美国国家衰老研究所2000年的一份研究报告，90岁以上的女性有81%发生过与行动有关的

1　WorldData.info, "Life Expectancy for Men and Women," cited 2021.

2　M. K. Andrew and M. C. Tierney, "The Puzzle of Sex, Gender and Alzheimer's Disease: Why Are Women More Often Affected Than Men?," Women's Health 14 (December 2018).

机能失调，而90岁以上的男性中这一数字仅为57%。[1]

在男性和女性相互对比时，这种寿命和健康期之间的不协调就显得十分普遍，乃至它被称为"男性-女性健康生存悖论"，或者简称为"健康生存悖论""发病率死亡率悖论"和"性别悖论"。[2]无论名称如何，它都突出了两性在衰老方面的显著差异。男性去世得更早，但女性会遭受更多的疾病。有人提出的一个解释是，由于男性更可能发生致命的疾病（比如导致他们死亡的心脏病），他们可能活得不够长，无法让我们积累与衰老相关病症的数据。实际上，我们一个多世纪以前的祖先的寿命仅为我们的一半。在发现抗生素以及广泛接种疫苗之前，因病毒或细菌感染而早逝的情况并不罕见。那个时候，像心脏病、糖尿病、阿尔茨海默病乃至（一定程度上包括）癌症，都是罕见疾病——人都活不到得这些病的岁数。

当然，今天活着的多数男性并不是在四十多、五十多甚至六十多岁就死了，他们活得足够长，才得了各种老年疾病，但也许还没有长到累积了各种老年病的程度。此外，有证据表明，那些能活到八十岁、九十岁、一百岁乃至更大岁数的人，也许比那些去世更早的人具备更多的生理复原力。我们做个思想实验，设想一场障碍赛，每个参赛者都必须跑过高悬在水面

1   S. G. Leveille et al., "Sex Differences in the Prevalence of Mobility Disability in Old Age: The Dynamics of Incidence, Recovery, and Mortality," Journals of Gerontology, series B, Psychological Sciences and Social Sciences 56, no. 5 (September 2001): S294-301.

2   D. L. Wingard, "The Sex Differential in Morbidity, Mortality, and Lifestyle," Annual Review of Public Health 5 (1984): 433-458.

上的横梁，但巨大的泡沫钟摆在来回晃动。如果被撞下横梁，你就出局了（即死亡）。现在，让我们比较两组选手的胜率，蓝队和红队。红队由体重更重的人组成（在我们的例子中，这些人为女性）。与此相对，蓝队由体重更轻的人组成（即男性）。我们可能会看到，随着时间的推移，蓝队（男性）更可能被撞下横梁，因为他们承受撞击的能力较差。相反，红队（女性）也可能会受到相同次数的撞击，但她们更能在承受冲击力的同时保持直立。随着比赛的推进，有趣的趋势出现了：蓝队已不再像红队那样能承受那么多次摆锤的撞击。蓝队剩余的选手有惊无险地穿过了横梁。这是因为蓝队中仅存的队员能够快速而巧妙地穿越摇摆的障碍物（原来队伍中复原力较好的群体）。

游戏开始之前，哪怕我们知道蓝队成员承受摆锤冲击的能力不同，可能也无法确定其中谁会走到最后。这个想法就是研究衰老和死亡的人口学家所谓的"隐性异质性"（hidden heterogeneity）。从根本上讲，一群人是由复原力/脆弱性水平各异的个体组成的。很遗憾，这些隐藏的差异只有在死亡开始剔除复原力较差的个体时才能观察到。这并不是说每个年纪较轻便离世的人在出生时都更脆弱（环境和运气也起了作用），而是说生来复原力强的人存活概率更大。

回到我们的思想实验。虽然蓝队成员中快与慢梯队的筛选过程会迅速发生，但就剩余成员的平均速度而言，红队中的差异要小得多。这是因为，即便红队中最慢的人也能更好地经受住撞击。结果就是，我们在几轮比赛后对比剩余成员的状态，会发现蓝队成员的伤痕较少，因为蓝队仍在赛场的成员只能避免被击中才能幸免，而红队剩余成员则包含了那些躲过撞击的人，也包含了受到撞击但并未掉落的人。

虽然这种死亡选择的假设在解释两性晚年疾病发病率差异时有些道理，但它并非事情的全部。几乎所有人都会同意，无论男女，活到百岁或更大岁数只是那些复原力最强的人才能实现的成就。然而，当我们观察百岁老人时，会发现其中的女性仍比男性经受过更多的普通疾病、老年病及损伤。无论隐藏异质性要多晚才出现，女性幸存者也往往比男性遭受了更多的创伤。总的来说，这一切都说明了，无论是荷尔蒙的差异还是由于额外的X染色体的影响，不同性别可能会表现出不同的衰老迹象或轨迹。因此，性别不仅可能影响人的衰老速度，还可能影响人的衰老方式。

随着时间的推移，性别也并非影响人的衰老表现的唯一决定性因素。行为、环境、遗传和运气也会影响人一生的健康轨迹。回想我的外祖父母，我意识到，尽管他们都活了大致相同的岁数，但很明显，他们之间的差异不仅在于以下方面：外祖母的健康状况缓慢下降了几十年，而外祖父的健康状况似乎更稳定，只是在最后才意外恶化。相反，回顾他们不断变化的健康状况时，我们还看到他们一生中非常不同的生物和生理特征。这给我们的启示在于，在比较两个人的生理衰老进程时，不应仅关注单一线性维度上的速率差异。

找到自己的衰老路径

为了理解这个标题的意思，让我们回顾一下第二章用来描述生理衰老的十英里比赛的比喻。我在其中讲到，比赛中的人在某个物理时间所处的位置可用来表示其生理年龄。比如在比赛进行到30分钟时，有些人可能已经跑完了2/3的赛程，另一些人可能才完成1/3。在这个例子中，我设定所有人都位于从A点到B点的单一赛道上，但更能代表生理衰老的则是从山顶开始，山脚结束的比赛（见第三章所述）。

后面这场比赛的不同之处在于，其中不存在预先设定的路径。每个选手都可以选择不同的道路抵达终点。虽然一个人面前可能有无数条下山的路，但多数人最终会从少数几条路径中选择一条。的确，你可以绕山跑，也可以来回曲折下降，但基本上没人真的会这样做。沿途的景观或地形结构在某种程度上决定了一个人最可能踏上的路径。也许，我们可以设想多数人都会考虑三条通常的路径。其中之一可能非常笔直和陡峭。另一条则平缓些，人在山坡上横向来回穿梭，以减缓下坡的速度。踏上第三条路的人则沿山脊从山顶缓缓下降，然后直接从某个悬崖陡降到山脚。

此时，你可能会好奇，"这一切与生理衰老有何关系？"对于我一开始描述的十英里比赛而言，选手在某个特定计时点的位置就代表了他们的生理年龄。这个生理年龄的测量维度单一——从出生（起点）到死亡（终点）的相对距离。而我们这个新的比赛也能代表生理衰老的过程，但这个抽象的比赛是四维的。时间是第一个维度，其他三个维度代表山上的物理位置：第一，高度/海拔或者你在山上的高度（通常设定为Y）；第二，你相对于南北向坐标的位置（设定为Z）；以及第三，你相对于东西向坐标的位置（设定为X）。

这个关于某物如何沿时间线穿越三维空间的建模观念来自动态系统科学。它有助于我们把衰老看作一个涉及多种变化的过程，其中一些人可能比其他人更多地经历了某种类型的变化。我们并非都经历了相同的衰老变化，比如从强壮慢慢变得虚弱，而是每个人都有自身独特的衰老特征，我们可用来描述个体的变量越多，就越能更好地捕捉个性化的生理衰老过程，接着我们可利用这些信息预测其未来可能面临的问题——也能更好地确定如何才能更好地做出干预，从而让人踏上更优的路径。

为了做到这一点，我们需要定义变量，从而能够确定特定的人在特定的时间点所处的位置和相应的下山路径。在我们的例子中，有三个变量需要定义（X、Y和Z），而第四个变量是已经预先设定的时序时间。比方说，你在山上的海拔高度（Y）代表了你的身体系统对故障的鲁棒性，或者说代表了你在自然死亡面前的脆弱性。这是因为，按照我们设定的图景，山脚代表了比赛的终点。比赛开始后，你站在山顶最高处，这标志着短期内的死亡率非常低。合理的推断是，你在某个时间点所处的位置越高，就越不可能转眼就到了山脚。基本上，此时你暴毙的可能性非常低，但也绝非不可能。如果你出现意外，一蹶不振——比如严重的细菌/病毒感染，乃至身体遭受重创——你可能很快就到了山脚。然而，打击降临时你所处的海拔越高，它就越不可能把你一下子推到山脚。

在考虑到复原力这个因素时，我们的上述观念就显得有道理了。生理年龄不能预测你被公共汽车撞死的可能性，但它应该能告诉我们两条关于你所面临的风险的重要信息。首先，你在山上的位置应该能提示出：在你所处环境保持不变的情况下，你会在什么时候到达山脚。这个数值可被视为你的"剩余预期寿命中值"。其次，它还能告诉我们，你所处的位置对意外的外部威胁的承受力——例如，感染新型冠状病毒等。你的生理年龄（或在山上的位置）可能不会决定你是否会感染新型冠状病毒，但它可能会决定你感染之后的状况。

为了确定你所处的位置，我们还需要确定其他两个变量（X和Z）。实际上，我们可以用任何可量化的东西定义它们。一种可能是，X可以代表你的免疫系统的健康状况，而Z代表你的新陈代谢功能的状态。你也可以把X定义为体内所有细胞的分裂次数或端粒长度，而Z则是你的线粒体把营养物质转化为可用能量的效率。在现实中，我们会用到多得多的输入变量定义某人在生理衰老图景上的位置，因此，衰老的可能路径非常多。重要的科学问题是：（1）什么决定了我们每个人踏上的衰老之路，以及（2）我们能否改换路径，从而减缓下降的速度，甚至踏上回头路？

衰老是基因决定的吗？

2020年7月，加州大学圣地亚哥分校的郝楠（音，Nan Hao）博士领导的一项试验漂亮地说明了这样一个观点：个体可以踏上不同的衰老之路。[1]不过，这个实验中的个体不是人类，而是一种名为酿酒酵母的模式生物（model organism），通常又称为"芽殖酵母"。尽管它们是最简单的真核生物之一，但酵母与人类、其他哺乳动物共享其大部分生物学机制。因此，这种单细胞生物体已经成为分子和细胞生物学研究的重要模型。它也是郝博士及其实验室开展实验的理想生物。研究人员可在一个微流控设备（一种在微尺度上测试、操纵液体或气体的设备）中捕获酵母，从而能在一段时间内分别研究每个个体。通过跟踪酵母细胞生命中的两种生理变化，研究团队表明，尽管基因相同，但酵母往往会在两条路径中择其一，这就得出了两种不同的"老酵母"表型（或衰老类型）。

半数细胞表现出了第一种"模式"或衰老类型，这种类型与细胞中"核仁"部分的退化相关，它是细胞生产和组装核糖体的工厂。如果你还记得高中生物知识，就知道核糖体是重要的蛋白质，其作用是通过RNA制造其他蛋白质（这个过程又称"翻译"）。随着时间的推移，这些酵母细胞中的核仁会变

1　Y. Li et al., "A Programmable Fate Decision Landscape Underlies Single-Cell Aging in Yeast," Science 369, no. 6501 (July 2020): 325-329.

大并破碎，从而造成核糖体DNA表观遗传不稳定，并最终导致与衰老相关的衰退乃至最后的死亡。

另一半酵母细胞表现出了第二种明显不同的衰老模式，这种模式与线粒体失去血红素或铁导致的退化有关。回想一下，线粒体是细胞的动力室，它们的数量和功能会随时间下降，这个过程会加速衰老，因为细胞不再能有效地把营养物质转换成可用的能量。虽然这两种衰老模式本身很常见，但这项研究特别让人吃惊的是，每个单独的酵母往往只表现出其中一种衰老特征（核仁或者线粒体退化）。这并不是说酵母踏上哪条衰老之路的可能性相同，而是它们会无意识地决定保持其中一个特征。更重要的是，踏上哪条路的决定似乎在酵母细胞的生命早期就已经做出了，甚至你可以研究一个相对年轻的酵母细胞，预测它变老后的表型特征。

虽然这些酵母细胞在遗传上基本相同，但一些潜在的随机过程决定了每个细胞的衰老机制。但如果酵母细胞的基因不同又会如何？积累了数十年酵母衰老研究的经验后，该团队通过操纵SIR2或HAP4两个基因，产生了突变的酵母菌株。他们发现，这两个独立的突变似乎让细胞偏向截然相反的衰老表型。

例如，研究人员敲除SIR2基因后，大约83%的酵母表现出第一种衰老类型（核仁不稳定）。更重要的是，与第一次实验中表现出同样衰老类型的原始野生型酵母细胞相比，它们的衰老速度要快得多。相反，当研究小组敲除HAP4基因后，近90%的酵母细胞表现出第二种衰老类型（血红素水平降低）。而在另一个实验中，科学家们并未敲除SIR2或HAP4基因，而是让细胞超表达其中一个基因。HAP4表达量高的细胞偏向于第一种衰老模式（95.9%），而SIR2表达量高的细胞则产生了两种倾向——它增加了第二种衰老模式的可能性（70%），但也导致了一种早期实验中没有观察到的全新衰老模式。表现出第三种衰老模式的细胞往往十分长寿，并且能够适度保持两种衰老模式（核仁和线粒体）中更多的年轻特征。结果表明，SIR2的超表达让HAP4也活跃起来，因此这些酵母能从两种衰老模式的最佳状态（高度活跃的SIR2和HAP4）中受益。基本上，它们不必非要选择某一条衰老之路，而是在两种模式中经历最小的衰退。作为最后的测试，科学家们让酵母细胞超表达这两个基因，并证实了这些细胞中有很多都显示出了长寿的第三种衰老模式。

总的来说，这个漂亮的实验告诉我们，细胞衰老可被看作一个由命运决定的过程。单个生物体在其衰老过程的早期就决定了踏上哪条衰老之路——或者更准确地说，它们一来就决定了要牺牲哪些系统来维持另外哪些系统。最终，这也决定了个体在变老时会表现出何种衰老特征。同时也再次证明，不是每个人都以同样的方式老去，因此，我们需要超出单一维度的生物衰老评估模式。

如果要干预衰老进程，多维度的评估就显得尤为重要。虽然了解每种酵母对死亡的脆弱性是做出干预的重要参考，但更重要的是知道酵母的衰老模式——本质上，我们要着眼于相应的衰老进程，从而获得最大的好处。正如你想象的，促进线粒体功能的干预措施会对那些相应能力迅速下降的个体产生更大影响，而对那些良好保持了这个功能的个体影响较小。

这个道理对人类也适用。我最近与我的同事——来自康涅狄格大学的郭佳玲（Chia-Ling Kuo）博士以及来自美国和英国的一个研究小组合作进行了一项研究。这项研究分析了来自近40万人的数据，旨在发现与加速衰老有关的基因或遗传特征。[1]我们为这项研究制定了两种测量衰老的办法。我们期望，这两种生理年龄测量方法能产生差不多的结果——也许其中一种方法更侧重遗传因素的影响。在我此前的研究中，这两种办法都证明可以预测疾病和死亡风险，而且开发这两种测量方法的目的都是为了评估人类的生理年龄。令我们惊讶的是，这两种办法得出的结果完全相反。

人体中一个基因很特别，它在两种生理年龄测量中都显示出了最高的关联性，但方向截然相反，从而使得常见的基因型（人口中多数人的基因型）在一种测量中与生理年龄增加相关，但在另一种测试中则相反。该基因是APOE（"载脂蛋白E基因"的简称）。有趣的是，载脂蛋白E基因是与长寿和慢性疾病关系最密切的基因之一。在人类中，载脂蛋白E基因的遗传序列会导致该基因编码的载脂蛋白生成三种不同版本。我们把这些不同的版本称为"e2""e3"和"e4"。

重点在于，人身上的每个基因都可能存在两个拷贝（一个继承自母亲，一个继承自父亲）。因此，就载脂蛋白E基因而

1 C. -L. Kuo et al., "Genetic Associations for Two Biological Age Measures Point to Distinct Aging Phenotypes," medRxiv (July 2020).

言，你可能携带了两个同样的拷贝，也可能携带了两个不同的版本。在英国人（以及其他人口特征相似的西方国家）中，超过60%的人携带了两个常见版本的拷贝，也即e3（这些人可被标记为e3/e3）。另一部分人口（约25%）从父母一方继承了e3，从另一方继承了e4（标记为e3/e4）。另有约11%的人口从父母一方继承了e3，从另一方继承了e2（标记为e2/e3）。仅有极少数人不携带e3的拷贝。例如，1%的人携带了两个e2拷贝（标记为e2/e2），2%的人携带了两个e4拷贝（e4/e4），另外2%的人携带一个e2和一个e4拷贝（e2/e4）。如果你对自己的情况感到好奇，像"染色体与人"（23andMe）这样的公司就会对载脂蛋白E基因的两个位置做出分型，并告知客户他们携带了哪两个版本的基因（e2/e2，e2/e3，e2/e4，e3/e3，e3/e4，或e4/e4）。

载脂蛋白基因的两个较罕见版本（e2和e4）一直是研究人员关注的重点。已有大量证据表明，载脂蛋白基因E与人患上阿尔茨海默病、心血管疾病的风险相关，甚至与预期寿命缩短也有联系。据估计，携带一个e4变体拷贝的人患阿尔茨海默病的风险是携带普通基因型（e3/e3）的人的两倍。如果你是2%携带两个e4拷贝人群中的一员，那你患阿尔茨海默病的风险预计会增加近11倍。相比之下，e2版本的基因似乎可以预防阿尔茨海默病，因此，携带了e2/e3基因型的人，尤其是携带e2/e2基因型的人患阿尔茨海默病的风险最低。

我们在研究中发现，根据第一种生理年龄测量指标，那些携带两个e4基因型的人衰老得最快，但按照第二种测量指标，他们又成了衰老最慢的人。相反，那些携带两个e2基因拷贝的人用第一套测量指标衡量是生理年龄老得最慢的人，但让人惊讶的是，他们在第二套指标下则成了老得最快的人。当郭博士最初与我分享这些结果时，我确信，唯一可能的解释是我们的计算机代码出错了。我问她是否认为样本标签可能被意外调换了，因为遗传学圈子普遍认为载脂蛋白e4基因总体上对健康不利——它会增加痴呆、心脏病和短寿的风险。它又怎么可能在其中一套指标中明显有利于延缓生理衰老？仔细梳理了所有代码和分析后，郭博士最终让我信服，这个发现真实可靠。实际上，我们还查看了另一个样本数为13000人的数据库，也发现了同样的模式。

最后，我恍然大悟，这种现象反映了酵母研究中的相关结论。载脂蛋白基因型似乎会预先设定个体会表现出哪种衰老类型，即牺牲某些系统以保存其他别的系统。我们决心仔细研究这两种生理年龄指标的不同，以解释分析结果的矛盾之处。我们发现，对携带e4基因型的人而言，得出他们加速衰老的衡量指标往往也更多地反映了与心脏代谢相关的衰老特征，而得出e2基因型人群老得最快的另一套衡量标准则更多地反映了免疫/炎症相关的衰老特征。在检查与这两套指标相关的其他基因时，我们再次发现了这种趋势。e4基因型体现出的加速衰老与脂质（脂肪）生产和调节基因相关，而e2基因型加速衰老则与免疫和炎症基因相关。

总的来说，携带e4基因型的人往往脂质水平更高、心脏代谢老化速度更快，这个结论并不让人意外。载脂蛋白E基因是一种有助于体内胆固醇运输的蛋白质，它把胆固醇送到需要的器官和细胞处，或者把多余的胆固醇运到肝脏，进而分解成胆汁，最后作为废物排出体外。载脂蛋白E基因通过与其他蛋白质和脂肪结合形成所谓的"脂蛋白"实现上述目标。你此前可能听过以下术语，即低密度脂蛋白（LDLs）——许多人称之为"坏胆固醇"——和高密度脂蛋白（HDLs）——"好胆固醇"。

基本上，低密度脂蛋白和高密度脂蛋白的区别就是它们各自包含的胆固醇与蛋白质的比例。低密度脂蛋白颗粒大但密度不高，其中的胆固醇含量超过50%。相比之下，高密度脂蛋白（"好形式"）颗粒更小密度更高，其中的蛋白质含量更高，胆固醇更少。胆固醇并非本质上就有害。实际上，它对我们的生存至关重要。它有助于细胞膜的形成，对许多激素和维生素D等重要酶底物的合成都必不可少。但如果体内各系统中的胆固醇过多——要么是吃进去的，要么是身体无法清除而剩下的——我们的健康都会出问题。比如动脉壁上堆积脂肪斑块，肝脏中过多的脂肪沉积，甚至大脑中都可能出现与阿尔茨海默病相关的病理变化。

尽管我们并不完全了解为何e4基因型与高胆固醇水平相关，也不完全清楚它为何会增加心脏病和阿尔茨海默病的风险，但主流的假设认为，与e4基因型相关的突变损害了蛋白质与胆固醇牢固结合的能力，而这是清除我们体内多余胆固醇的一个关键步骤。我与我的先生正积极合作研究这个课题。利用计算机模拟和实验成像技术，我们正在研究不同的载脂蛋白基因E（e2、e3、e4）与人体内发现的不同种类脂肪结合的能力。弄清楚不同版本的载脂蛋白E基因能（或不能）与哪些类型的脂肪有效结合，方能阐明为何e4基因型的人的血液中会携带更多的低密度脂肪蛋白，从而堵塞了他们的动脉，以及为何会造成阿尔茨海默病的病理累积。

我和郭博士的研究发现，携带e4基因型的人表现出更少的系统性炎症，但相关解释却付之阙如。但查阅相关文献后，我们惊讶地发现自己并不是第一个报告这种情况的人。十年前，一项针对捷克共和国境内七个城镇约6000名居民的小规模研究报告称，携带载脂蛋白e4基因型的男性和女性，其血液中的C反应蛋白（简称CRP）水平较低。C反应蛋白是医生常规测试中的标志物，它能反映炎症水平。C反应蛋白通常在感染期间升高，一般情况下，它在我们多数人体内的水平非常低。然而，研究衰老的科学家们注意到，C反应蛋白的水平会随年龄增长而略有增加，而这会增加人们未来患病的风险。

然而，为何载脂蛋白e2基因型的人似乎不容易得心血管疾病和阿尔茨海默病，但年纪增大后却更容易出现炎症，而e4基因型的人则不容易出现炎症？我们想到的一种可能性是死亡筛选。还记得那两支争相跑过横梁而不被摆锤击倒的队伍吗？也许e2基因型是强壮的队伍，无论他们速度几何（或者说无论其体内C反应蛋白水平多高），在受到撞击时都不会倒下。相比之下，速度慢的e4基因型（体内C反应蛋白高的人）被击倒了，于是，在我们观察这个组时，就只剩下速度快的了（也即C反应蛋白水平低的人）。也许C反应蛋白水平进一步加重了e4基因型的高脂水平，于是，那些炎症水平高的e4基因型就无法存活。如果这是真的，在比较老年个体的炎症水平时，e4基因型看起来就像是天生水平低一样。

我们以下列方式确证上述可能性：（1）通过比较携带 e2 和 e4 基因型的年轻人体内的炎症水平，（2）或者测试 e4 基因型的低炎症水平是否随生存函数而增加，但结果似乎并不能解释二者的差异。我越发相信，也许载脂蛋白的各种基因型有能力加速某些身体系统的衰老，同时让其他系统保持相对年轻。就像我们在酵母细菌中看到的那样。

选择你的衰老之路

如果一个人的基因型有可能让他们偏向一种或另一种衰老之路，那么，是否存在后天的干预手段？答案是肯定的。你的基因并不就是你的命运，而衰老更没有什么定数。在最初的酵母研究中，一半的细胞以一种方式老去，另一半以另一种方式老去——尽管它们是克隆体。即便科学家敲除了某个基因，或者增强了某个基因的活性，这个基因也无法完全决定每个酵母的衰老路径，它只是影响了以某种方式衰老的可能性。同样的道理适用于人类的相关研究。并非所有携带了相同载脂蛋白基因型的人在两种衰老测试中都会得出类似的结果。相反，同一基因型的组内差异也很大。不同的是，组内突变只会导致衰老得更快或更慢，这取决于我们关注的基因型及衰老指标。

所有这些对你也适用。如果你做了一个自助的基因测试，报告说你患糖尿病的风险较高，这并不意味着你会得糖尿病。再者，如果它说你患糖尿病的风险低于平均水平，也不意味着你可以松口气了。随着年龄的增长，我们都可能患上糖尿病等疾病——与衰老相比，基因对你在未来一年、五年或十年内患上这些疾病的可能性的影响程度显得微不足道。然而，同样不可否认的是，你和我在出生时的生物学特性都略有不同，这一定会影响我们各自的衰老路径。很可能，你身体的某些部位天生就比我的相应部位具备更强的复原力，反之亦然。

也许，我们尚未完全弄明白的是那些依赖环境的优势和劣势。在我们祖先生活的时代，拥有一个强大的免疫系统会减少人死于伤口感染或者死于病毒、细菌感染的风险。然而，在我们多数人今天生活的工业化世界，高度敏感的免疫系统可能会帮倒忙。多数情况下，疫苗和抗生素让我们多数人在童年到成年之前都不必担心因为严重感染而死去。但对那些免疫系统更加敏感的人来说，这可能意味着我们的身体对日常压力（如空气污染、营养过剩乃至心理压力）反应过度，最终可能导致慢性炎症，甚至损害我们的细胞、组织和器官。

这是一个所谓"基因与环境相互作用"的例子。一个特定的基因突变的影响可能取决于它与环境的相互作用。现在，科学家们正在努力研究，根据一个人的基因特征，何种环境或行为能带来最大的健康益处。很遗憾，要确定这个问题的答案需要大量数据和复杂的统计模型，这意味着我们离根据基因特征开列饮食或运动方案还有很长的路要走。

那么，如何解决眼前的困难？我们知道，每个人都是独一无二的，而基于人口平均特征和标准化流程的建议可能无法适应我们自身的需求。最终的答案还是测量衰老。如果你很容易就能根据常用的指标确定自己的衰老类型，又为何需要根据自身独特的基因特征来做预测？复杂性状的遗传学问题就在于——复杂性。更重要的是，基因并不是唯一起作用的因素。你的行为、外貌特征、物理环境、社会环境乃至运气都会跟基因相互作用，共同调节你的衰老进程。因此，与其尝试根据你出生时被赋予的因素来预测你在70岁时的境况，不如根据你现在和不久之前的（生物学）身份来做预测。就像科学家用数据预测气候或经济一样，我们也可以用这些办法来预测个体未来的健康状况。

这个想法不需要等到几十年后才能实现，它在我们现有的技术条件下已经开始成为现实。2015年底，斯奈德博士（作为衰老类型论文的主要作者）和杰弗里·卡迪茨（Jeffrey Kaditz）、加里·蔡（音，Garry Choy）博士一起创立了一家名为启巧（Q Bio）的生物技术公司。该公司旨在将详细的健康史调查问卷信息与来自生命体征、全身核磁共振以及来自血液、尿液、唾液的无创样本数据结合起来。经过预约，工作人员会在他们位于加州红木城（Redwood City）的办公地点花一个半小时收集客户的相关信息，接着用这些数据生成其健康快照。随着时间的推移，快照不断累积，客户能据此追踪自己身体的变化，从而确定体内哪些系统发生了老化，以及老化的速度。这样做的目的是帮助客户在潜在的健康问题出现之前发现它们。虽然启巧生物平台可以为客户提供大量信息丰富的个性化测试，但对每个人而言，每年去一次加州评估与衰老相关的生理变化似乎并不可行。这就是为什么我也一直在与极乐医疗合作开发能提供丰富健康信息的检测办法，进而让人在家就能获得这些信息。

极乐医疗的第一个产品——衰老指数——提供了一个简单易懂的生理年龄测量方法，人们在家通过唾液测试就能做出评估。虽然这个测试被反复证明可用来预测后续的健康和保健结果，但在预测表观遗传变化时，它还是以人口的平均特征为基准。因此，这种单一的生理年龄评估是把你的衰老状况置于普通人的预期范围内做出的，它可能无法完全捕捉个体衰老状况的独特之处。为了解决这个问题，我与极乐医疗公司合作，开发了一整套针对特定系统的衰老测量方法，这些方法相互结合，就能更完整地刻画出一个人的生物学身份及其未来的衰老趋势。这些测量方法包括跟踪免疫老化、系统炎症、代谢老化、细胞衰老、认知功能、肾脏和肝脏健康、激素变化、端粒长度，甚至DNA损伤等。让人称奇的是，到目前为止，这些信息似乎都可以从唾液中的DNA甲基化模式中得到近似值。个体就能开展的自助测试结果中包含了衰老特征的大量信息：他们未来的健康预期，以及改善他们整体健康状况的最佳处方。更重要的是，持续跟踪相关指标，我们可不必总是把个体放在人群通常特征中比较。在现实中，确定你如何衰老的最佳参考点并非相应年龄的常人，而是比现在更年轻的自己。

最后，跟踪身体所有系统变化的最重要原因在于，这有助于个体重新掌握自己的衰老进程。是的，衰老本身无可避免（至少目前如此）。但这并不意味着你的衰老路径已经定型。你对自己走什么路还是有些发言权的。首先，你要确定自己走的是哪条衰老之路，行进的速度等，在发现改变哪些行为或因素可改善健康或减缓生理衰老进程后，你就能改变衰老路径。

第二部分

掌握控制权

2019年夏，我在纽约参加一个老龄化和长寿的科学会议时，被人引荐认识了彼得·沃德（Peter Ward）和迈克尔·盖尔（Michael Geer）。沃德和盖尔是连续创业家（serial entrepreneurs），他们的事迹证明自己已成功为数以亿计的用户提供了消费者订阅业务。现在，这两人把目光投向了一个更加雄心勃勃的冒险事业——开发一个帮助客户测量和跟踪其衰老过程的平台。他们刚创立的人类公司（Humanity Inc.）重点不是开发测量生物衰老的新技术，而是对它们做出优化之后能达到的效果。在我们的会议上，他们描述了这样一个未来：每个人都定期检测自己的衰老进程，并将其结果作为日常行为的参考。就像运动员追踪心率以更好地发挥潜能一样，我们也可以追踪生理衰老以改善健康和福祉。然而，在体育运动方面，世人为找到提高成绩的最佳路径已经积累了数十年的经验。而在衰老方面，我们仍有许多东西需要学习。

生理衰老测试：健康优化指南

近年来，专注于应对生理衰老问题的生物技术公司的数量呈爆炸性增长。更重要的是，这个领域已经开始被真正的科学研究所引领。从前，衰老和长寿疗方就是蛇油和神药的代名词，一些机会主义者利用人对死亡的恐惧捞钱，这个时代已经一去不复返了。虽然还有骗子，但投资衰老和长寿领域可能带来的潜在收益开始引起那些真正重量级玩家的兴趣。一些公司已经认识到衰老对健康的全面影响，以及这个进程的普遍性。大公司的反应是投入大笔研发资金，它们认为衰老实际上可以减缓——而且是以大幅提高人类寿命和健康期的方式实现。

2013年，谷歌（现已改组为阿尔法公司）成立了加州生命公司（California Life Company），又称卡利科（Calico）。该公司聘请了一系列著名的生物学家和遗传学家，包括著名的衰老研究学者辛西娅·凯尼恩（Cynthia Kenyon）。在首席执行官阿瑟·列文森的带领下，该公司开始探索"健康、幸福和长寿"的秘密。同样在这一年，令人尊敬的科学家克雷格·文特尔（Craig Venter，为绘制第一个人类基因组图谱发挥了重要作用）与彼得·迪亚曼迪斯（Peter Diamandis，X奖基金会创始人和奇点大学联合创始人）合作，成立了人类长寿公司（Human Longevity Inc.）。他们的目标是建立一个巨大的人类基因型和表型数据库，进而用最先进的信息学技术在其中寻找抗击衰老的办法。虽然针对衰老的革命性干预方式尚未进入市场，但许多人自信地认为，重大突破即将出现，这主要得益于数百家以发现真正的"青春之泉"（fountain of youth）为己任的公司和大学实验室。

自从近十年前的卡利科和人类长寿公司等实力玩家出现以来，衰老领域相关行业一直在不断扩大。2019年12月，记者玛格里塔·克朗杰洛（Margaretta Colangelo）在《福布斯》发表文章称："长寿产业在规模和市值上都将使其他产业相形见绌，它将重塑全球金融体系，颠覆养老基金、投资银行和整个国家经济的商业模式。"世界上一些最大的公司对这个领域的资金和知识投入都增加了人们的乐观情绪，大家都相信人类实际上能够干预自己的衰老进程。尽管有些人甚至认为我们可能已经真正"消除了死亡"，但我们多数参与者关注的重点还是帮助世人增加健康期，也许就是多过十年健康、无病的生活。

很遗憾，有件事可能会延缓这个领域的科学进展，那就是这些公司对自己实际上想要实现的目的缺乏概念。关注衰老和长寿的大型生物技术公司都有个类似的目标，即延缓衰老、改善健康和福祉。但这样做又取决于我们对衰老、健康福祉的定义。如果我们首先不能从根本上衡量自己试图实现的结果，又如何知道一种疗法是否成功？

几十年来，由于缺乏可靠和有效的衰老量化指标，我们在延缓衰老方面学到的大部分知识都来自其他生物体——比如酵母、蠕虫、苍蝇和小鼠等——的发现。因为这些生物体的寿命几乎都没有人类长，所以像寿命这般可量化的指标也能用来表示它们的生理衰老。实际上，一个多世纪以前，科学家们就开始了所谓的"生命周期实验"，他们会控制这些模式生物的饮食和生活环境，看看能否延长它们的寿命。如果实验成功，科学家们就会得出结论说，干预措施肯定减缓了动物的衰老过程。

这就是我即将介绍的多数疗法、补充剂和药物最初被确定为衰老干预措施备选项的过程。问题是，我们从癌症和阿尔茨海默病等领域的药物研究中得知，对小鼠有效的药物对人类不一定有效。更重要的是，除了实验对象，多数这类实验的其他条件基本上都一致。这些动物的基因几乎相同，生活的条件完全相同。按惯例，所有实验动物都是雄性，直到最近，研究人员才开始尽可能使用雌性动物，并实际测量性别造成的影响。

衰老干预措施的人体试验

虽然动物模型可以为我们指出正确的方向，即什么措施可能真正延缓衰老，但我们真正需要的是来自人类的科学发现，而当研究扩展到囊括更多不同的基因型和人口、环境特征时尤其如此。然而，除了人类在遗传和行为上固有的多样性以外，制定人类衰老干预措施的另一个障碍在于，我们几个世纪以来一直依赖寿命表示生理衰老等做法是成问题的。人类的寿命太长了。例如，要在人类身上开展一个生命周期的实验，要么必须在年龄较大的人（例如80岁以上的人）身上实施干预措施，要么就要接受一个长达数十年的试验，其周期甚至可能比研究人员的寿命还长。

解决方案：制定生理年龄测量方法。假设我们能够使用实时生理数据来准确评估个人、身体组织乃至一个细胞的衰老程度，就可以在任何时候测试干预措施和行为的影响，最终就能把临床试验所需的时间从几十年压缩到几年甚至几个月。事实上，美国食品药品监督管理局（FDA）已经开始考虑在批准专门针对衰老（而非一般的疾病）的药物时，允许用生理年龄测试结果作为参考的佐证。

不幸的是，在等待科学家去发现健康和长寿的秘密，或者等待食品药品监督管理局明确衰老是否可作为批准药物的佐证时，我们自己的衰老一刻也未曾停止。因此，在等待研究人员剔除减缓衰老的科学方案时，另一个重要的问题就变成了：我们现有可用的干预措施有哪些？实际上，如果要减缓衰老，我们多数人当下就可以做许多事情来改善自己的健康和福祉。我们不需要干坐着祈祷全世界数以千计致力于衰老研究的实验室突然就做出了重大突破。我们可以改变日常的生活习惯，这些改变甚至可能与未来几年获批上市的任何药物一样有效。对个人而言，关键是弄清楚要采取什么行动。你在生活中的哪些改变会让你获得最大的益处？回答这个问题的唯一办法就是追踪你的衰老进程。

我们从哪里开始？

回到运动成绩的例子，一直以来，运动员采纳的许多建议并不一定就是在实验室里发现的。实际上，许多建议都是运动员及其教练以试错的方式学到的。教练和运动员会逐步对训练方案作出调整，对每个动作进行微调，从而弄清楚哪些措施是有效的。如果某个变化让成绩变差，运动员就会回到此前的训练方案，或者尝试新的改变。我记得小时候玩过一个游戏，几个小朋友待在一个房间，其中一个会闭上眼睛寻找其他人。如果这个小朋友靠近某个小伙伴，其他人就会喊"热"，如果走错方向，就喊"冷"。对运动员而言，更热与更冷的感觉很容易评估。这对概念可用来表示他们在特定运动项目中的表现。

我们可以测量：跑步运动员今天的速度是否比上个月快，高尔夫球手的分数是否比之前有所提升，网球手是否提升了发球速度，或者棒球手的平均击打率是提高了还是降低了等。但在衰老方面，我们又如何知道自己朝着正确的方向在制定干预措施？

直到最近，我们可用来确定干预措施是否有效的信息还非常少，因为就在几年前，我们都还没有高度有效和可靠的办法测量人的生理衰老程度。我们没法确定日常生活习惯是否有影响，无论是积极的还是消极的。当然，我们都听过某些养生术的好处。它可能让人感到精力充沛，或者感觉镜子里的自己又年轻了，但我们需要能够区分安慰剂（或者主观感觉良好）和客观益处的办法。对一个开始生酮饮食的人而言，生理年龄的实际下降表现在哪些方面？你开始和朋友相约每天散步的影响又是什么？那个新的或流行的补充剂真的有效吗？你的旅行和工作日程安排是否真的会"要了命"？

生理年龄测量的意义就在于，它能帮助我们回答上述问题。就像确定如何才能降低你行进每英里的单位时间一样，我们也可以测试如何才能减缓自己的衰老进程。但我们有言在先，我绝不建议任何人回过头就在自己身上随便做什么试验。相反，我们可以自己知道的东西为基础一步步来。例如，我们大多数人大概还是能够对健康和不健康的饮食做出区分。我不认为，有人会主张一日三餐都是油炸食物或甜食很健康。相反，我们都知道，天然、未加工的食物对我们的健康有益。但在谈到理想饮食的具体组成时，不同人还是有不同看法。大家对锻炼的态度也是如此。我们都应该多运动，但对健康最有利的运动量和运动方式却众说纷纭。睡眠——过少和过多都是有害的，但睡多久才最合适，睡眠质量是否比数量更重要？压力——有些是有益的，但多数不是。我们如何区分所有这些事项？这就是生理年龄追踪的意义。

幸运的是，我们已经从动物研究或人类的流行病学研究中学到了很多。在此处的第二部分里，我会讨论科学对待饮食、运动、睡眠和心理压力的方式。同样，所有这些问题目前都没有一个明确的答案，只是有一般的指导方针。现在，我们可以这些指导原则为基础，做出一些小改变，从而帮助确定哪些改变有效，哪些无效。我愿意称之为"衰老的自我优化"。

然而，试错法也可能不是最佳选项。假设我们每年测量衰老一次或两次（如目前衰老研究推荐的）。那要花多长时间才能确定最佳的生活习惯？此外，我们生活中有太多可以改变的变量了——饮食、运动、睡眠和压力等——我们如何区分每个变量的影响？我们又是否应该像确定过敏食物（即筛除饮食法）那样追踪人的生理年龄——也即一次关注一个变量，直到发现正确的组合为止？

截至目前，衰老追踪仍采用试错法。但其他办法也快出现了。包括我在内的科学家正在努力开发减缓特定人群生理衰老的最佳办法。如果我们成功了，未来的衰老检测不仅能让个体了解自己现在的身体状况，而且还可以为他们改善健康提供具体指导。

未来，我们希望利用机器学习和人工智能帮助预测个体行为对其生理衰老进程的影响。2019年，当我在纽约市与人类公司的沃德和盖尔会面时，他们将这种想法描述为衰老研究领域的位智应用（Waze app）。位智是谷歌开发的应用程序，它根据用户不断上传的信息提供导航服务。通过收集用户匿名的GPS位置、速度、事故报告和遇到的交通堵塞等信息，它可以学习并推荐最有效率、最省时的交通路线和实时交通信息。该算法确定最优路线的能力取决于它从用户那里收到的数据量和准确性。另外一个例子是声田（Spotify），即来自瑞典的数字音乐流媒体应用。通过比较数十亿用户对歌曲播放列表和收听习惯，该平台的算法就能学习个人的音乐偏好，并做出相应推荐。

目前，我们正努力让这些想法在未来的健康和衰老监测的应用中成为可能。如果越来越多的人持续追踪自己的生理衰老状况，并同时上传他们的日常生活习惯，那算法就可以学习什么行为会对某个个体带来最大的影响。尽管我们还没到那一步，但最近消费市场上已推出了检测生理衰老的产品，它们已经开始为接受特定训练的算法不断累积匿名数据库，从而为当前和未来的用户提供相关预测。

最后，在我们开始讨论各种健康行为和衰老之间的关联以前，我想简单地讨论一个重要的概念，以便你在阅读本书这部分内容时时刻谨记：科学知识是不断更新的。科学是永无止境的探索，旨在发现我们这个世界的真相，因此，我们对世界的理解也是不断推进的。虽然这是大多数科学家毫不犹豫就会接受的观念，但却让大众感到特别沮丧，因为他们经常从科学研究中寻求个人生活的建议。实际上，谈到科学的健康建议时，科学的不确定性经常会为大众播下怀疑的种子。的确，过去我们曾吹捧某种特定的饮食方式对健康最有利，但过了几年就发现建议发生了变化，有时甚至是180度大转弯。随着我们在未来几年学到更多的知识，我在本书中谈到的一些内容也可能会受到质疑。然而，尽量减少这些争议的办法是积累大量可靠的信息和数据。任何统计学家都会告诉你，更多的数据通常更准确，同时也能增加我们的断言与事实相符的可能性。出于这个原因，持续追踪生理年龄不仅可以改善你的健康状况；这样做还有助于延长未来世代的寿命。

第六章

要长寿，少吃饭

食肉者勇敢而悍，食气者神明而寿，食谷者知慧而夭。不食者不死而神。

《淮南子》，公元前139年[1]

毋庸置疑，一些成功的生活方式干预手段跟饮食营养有关，其目的在于掌控衰老速度并延长健康期。早在公元前450—前350年之间，"医学之父"希波克拉底就经常把健康与营养质量、数量联系在了一起。事实上，英语单词"diet"便来自希腊语的"diaita"（意思是"生活方式"）。在其数千页的著作中，希波克拉底反复提醒世人注意饮食对疾病风险的影响。《希波克拉底文集》（*Hippocratic Corpus*）中的一段话认为，营养过剩可能会导致过早离世，希波克拉底说："老人体寒，他们也不太需要能产生温暖的食物；食物过多反而会消灭他们的温暖。"此外，他还就适当的热量摄入，正确的进餐时间和平衡的饮食构成等提出了建议（尽管主要是在四体液说的理论背景下）。

1　L. An, The Huainanzi, trans. and ed. John S. Major et al. (Columbia University Press, 2010): 161.

热量控制的科学基础

虽然许多古代文明，包括希腊人、罗马人和埃及人都吹捧减少热量摄入和禁食对健康的潜在益处，但直到18世纪，这些因素的影响才成为科学研究的焦点。1909年，意大利科学家卡洛·莫雷斯基（Carlo Moreschi）博士率先表明，减少热量摄入可以减缓甚至阻止移植到小鼠体内的肿瘤生长。[1]五年后，这个观察结果在佩顿·罗斯（Peyton Rous）博士的研究中得到证实——这位著名的美国癌症研究者因发现一种致癌病毒而在1966年获得诺贝尔生理学或医学奖。[2]罗斯在1914年发表的手稿中指出，"可以想象，如果采取本研究中干预内源性小鼠肿瘤的类似方法，某些人类肿瘤的复发和转移可在一定时间内得到推迟或缓解。"[3]基本上，他是在说热量控制（CR）可以防止或推迟癌症的复发和转移。而此时距离人们认识到热量控制可以延长寿命的想法也不远了。

1917年，一个研究小组注意到，营养不良的雌性老鼠似乎

1 C. Moreschi, "Beziehungen Zwischen Ernährung und Tumorwachstum," Zeitschrift für Immunitätsforsch 2 (1909): 651-675.

2 P. Rous, "The Influence of Diet on Transplanted and Spontaneous Mouse Tumors," Journal of Experimental Medicine 20, no. 5 (November 1914): 433-451.

3 Rous, "The Influence of Diet on Transplanted and Spontaneous Mouse Tumors," Journal of Experimental Medicine 20, no. 5 (November 1914): 450-451.

比正常喂养的老鼠活得更长。[1]该小组并不是为了研究营养摄入对寿命的影响而组建的，因此，这个发现多少有些偶然。该小组一直在对啮齿动物开展大量的营养学研究，这也是他们在当时最有声望的科学机构（纽黑文的谢菲尔德科学学校）的工作内容之一。虽然已不复存在，但谢菲尔德科学学校是一所成立于1846年的学院，其校址现已成为耶鲁大学最古老的宿舍——离我的办公室仅有一小段路。在1945年被正式纳入耶鲁大学之前，"谢菲尔德学校"就因为最早把科学和人文同时纳入课程设置而闻名遐迩。谢菲尔德学校拥有许多著名的教师，培养了众多令人尊敬的校友，比如约西亚·吉布斯（Josiah Gibbs，美国物理学家）和拉斐特·孟德尔（Lafayette Mendel，维生素A和B的发现者）。[2]事实上，孟德尔还在谢菲尔德学校读书时，与附近的康涅狄格州农业试验站的另外两位杰出但不太出名的科学家——托马斯·奥斯本（Thomas Osborne）和埃德娜·费里（Edna Ferry）联手，首次为热量控制的潜在长寿效应提供了经验证据。

埃德娜·费里是土木工程师查尔斯·艾迪生·费里（Charles Addison Ferry）的女儿，他设计了著名的耶鲁碗运动场（Yale Bowl）。从曼荷莲学院（Mount Holyoke College，美国著名

1   T. B. Osborne, L. B. Mendel, and E. L. Ferry, "The Effect of Retardation of Growth upon the Breeding Period and Duration of Life of Rats," Science 45, no. 1160 (March 1917): 294-295.

2   L. Rosenfeld, "Vitamine — Vitamin: The Early Years of Discovery," Clinical Chemistry 43, no. 4 (1997): 680-685.

的女子文理学院）毕业后，埃德娜进入耶鲁大学研究生院学习，并于1913年成为第一位获得耶鲁大学生理化学硕士科学学位的女性。完成学业后，埃德娜成为康涅狄格州农业试验站的科研人员，她在这里遇到了奥斯本。根据其讣告，埃德娜被认为是"从事生物学研究的年轻女性中最有前途的一个"，埃德娜直到1919年去世时年仅36岁——此时距离该小组发表热量控制观察结果刚过去两年。

托马斯·奥斯本（他是这篇开创性论文的首席科学家）本科就读于耶鲁大学，接着他继续在耶鲁深造，最终获得化学博士学位。毕业后，奥斯本于1886年开始在康涅狄格州农业试验站工作。1909年，他开始与孟德尔合作，并最终发现了热量控制和与长寿之间的关系。他们一起合作，开发出了一种新的技术，从而能够精确测量被试小鼠的营养摄入量。二人发现两种氨基酸（色氨酸和赖氨酸）对小鼠来说是必需的（小鼠身体不能自行生产，因而需要从食物中获取）。二人的后续工作还表明，他们可以通过改变饮食中的赖氨酸水平来控制啮齿动物的生长速度。低水平的赖氨酸会阻碍生长；但在饮食中加入赖氨酸后，小鼠会重新生长发育。通过比较喂养含有全脂奶粉或其各种成分（如乳糖、盐和油脂）的老鼠的生长状况和存活率，这项技术还促成了维生素A的发现。然而，正是在二人研究各种饮食（包括高蛋白、低碳水化合物和低脂肪饮食）影响的生长试验中，他们开始注意到热量控制对寿命的长期影响。

奥斯本、费里和孟德尔在1917年发表的试验结果只是经验观察，而不是研究饮食对寿命影响的严格试验。事实上，

18年后才又有其他人继续他们的探索。

1935年，美国生物化学家克莱夫·麦凯（Clive McCay）与康奈尔大学的两位重要的动物营养学家玛丽·克罗威尔（Mary Crowell）和伦纳德·梅纳德（Leonard Maynard）合作，用实验证明了热量控制对长寿的影响。[1]该研究小组用小鼠实验表明，把小鼠摄入的热量减少到标准水平以下延长了它们的寿命中位数和最大寿命。这意味着，多数热量摄入受到限制的动物比那些热量摄入正常的对照组活得更久，此外，吃得更少的小鼠的最大寿命比正常（不过量）饮食的要大。

尽管一开始被忽视了，但这项开创性的研究还是证实了奥斯本、孟德尔和费里的发现，为长寿的饮食研究奠定了基础。今天，热量控制已被视为衰老进程的经典干预方式。到2020年，已有六千多篇提到热量控制的长寿效应的论文发表。其中，许多论文记录了在营养摄入均衡的情况下，饮食中的热量摄入减少（通常为30%到75%）是如何延长了各种生物体（包括蠕虫、苍蝇、酵母和啮齿动物）的寿命中位数和最大寿命的。此外，许多研究表明，热量控制不仅可以延长动物的寿命，还可以帮助它们保持健康，因为近期研究得出的证据表明，热量控制通常有助于推迟与衰老相关的疾病的发生，从而能延长健康期。

....

1   C. M. McCay, M. F. Crowell, and L. A. Maynard, "The Effect of Retarded Growth upon the Length of Life Span and upon the Ultimate Body Size: One Figure," Journal of Nutrition 10, no. 1 (July 1935): 63-79.

能量和衰老

虽然动物身上的实验结果无可辩驳，但问题仍然在于：为什么大幅减少食物摄入量似乎可以减缓随年龄增长而发生的机能衰退速度？起初，这看上去是个自相矛盾的现象，因为生命系统能够积极防止或推迟无可避免的损伤积累，机制就是用能量来对机体进行修复和维持。对动物来说，能量的唯一来源是食物。因此，人们可能会认为，更多的食物应该等同于更多的能量，更多的能量应该对应着强大的系统维护能力。这些推论建立在以下条件之上：（1）我们的身体是完全有效的能源工厂，以及（2）经过优化，身体能将所有额外资源用来维护其健康。然而，在现实中，没有哪个系统或机器是完全有效的，而且自然设计我们之初也不需要我们自我维护上百年时间。

最终，我们的身体所能产生的可用能量（即我们所谓的新陈代谢）具备一个最高限度或天花板。如果我们的饮食摄入量超过了这个上限，那么，多余的部分就会储存在骨骼肌（用于局部所需）、肝脏或脂肪细胞中，以便在食物匮乏时派上用场。这个让我们的祖先得以存活的系统真是漂亮，但它在许多方面也可能是低效的。分解、转换、储存和重新释放营养物质要耗费能量，更重要的是，它会加剧体内损伤的累积。但如果限制热量摄入，我们对身体系统的使用就少得多。假设最低的能量/营养需求得到了满足，随之而来的积极影响就是：多余的生化过程会减少，损伤和系统失调也会降至最低水平。

这种平衡的另一个重要部分与能量利用有关。理想情况下，我们希望能量只被用来做最重要的事情。然而，我们从长寿和改善健康的角度认为的最重要之事，可能与我们的身体在进化过程中为最大限度地适应环境而优先考虑的事情不同。例如，在一个掠食者众多的危险环境中，长出健硕的身体，能在肌肉中不断储存能量以便随时战斗或逃跑，这对生存至关重要。但这能减缓衰老吗？答案可能是否定的。同样，生活在不断变化的环境中的物种需要更多的适应力或反应力，但同样，这种强化的反应力实际上可能会加速衰老。

科学家们假设，热量控制可能会启动一个程序，它会有针对性地降低某些系统的能量使用，增加其他系统的能量使用。基本上，你的身体系统会进入省电模式，关闭（或至少降低）可能对食物匮乏期生存不太重要的进程。你的身体正在准备持久战，它会保持好目前的状态，等待食物更加丰盛的时期再次开启所有进程。在长期热量控制的情况下，这一天永远不会到来，相反，你的身体会保持这种重新优化的状态，它不仅会累积更少的损伤，而且会优先考虑系统的稳定性和完整性，并降低生长和反应力的权重。换言之，你的身体正采取防御性而非进攻性的策略。

要确定热量控制有助于延长生命和减少疾病的确切机制也有利于解决另一个关键问题：即这个机制是否也对人类有效？虽然相关研究表明，我们难以直接在人身上做测试，但放眼全世界，还是有少数人愿意冒险试一试。1994年，一个名为热量控制协会的团体开始浮出水面。组织者罗伊·沃尔福德（Roy

Walford)、丽莎·沃尔福德（Lisa Walford）和热量控制协会主席布莱恩·M.德莱尼（Brian M. Delaney）向大众介绍了克龙饮食（CRON, Calorie Restriction with Optimal Nutrition, 营养均衡的热量控制），希望吸引一批热量控制爱好者[1]。他们把热量控制定义为"摄入足量的所有基本营养物，但饮食中的能量含量（热量摄入量）要安全地减少（多达10%到40%）到低于身体内在所需的程度，整个过程没有任何特定的饮食干预措施。"这意味着，普通男性每天消耗1200~2400千卡，普通女性每天消耗1000~1800千卡。该小组之所以相信这样的生活方式会改善健康状况，是因为罗伊·沃尔福德博士最近在某个意外展开的实验中当了小白鼠，结果证实了上述观念。实验名称为"生物圈2号"（Biosphere 2）。

意外的人类实验

就像《X档案》中的场景一样，生物圈2号的研究设施中的玻璃和钢铁穹顶与亚利桑那州南部的沙漠背景形成了鲜明的对照。[2]该设施建于20世纪80年代末，占地3.14英亩，是有史以来最大的封闭式系统，其设计理念为所谓的生物圈1号（地球）的缩影。生物圈2号包含多个不同的生物群落区域，其中最大的一个为面积2508平方米的农业系统和人类居住区。在

1 译注：有人称之为CRONies——字面意思为密友。

2 Carl Zimmer, "The Lost History of One of the World's Strangest Science Experiments," New York Times, March 29, 2019.

这些生活空间、科学实验室和广阔农业区的东面是各种小型生态系统，包括1858平方米的雨林（其中还包含一个7.62米宽的瀑布）；845.42平方米的海洋（包含珊瑚礁）；1300.64平方米的大草原；445.93平方米的湿地；以及1393.55平方米的雾漠（fog desert）。最后，生物圈还包含只有通过该系统的地下通道才能进入的一个巨大圆厅——又被唤作"肺"。这个工程杰作的目的是让"肺"的镀锌屋顶能够膨胀（实际上就是呼吸），从而抵消空气密度的变化，因为亚利桑那州的烈日加热了生物圈2号内部的空气。

虽然一些小型科学研究仍在这个封闭空间进行，但最初建造它所设计的开创性实验早在1991年9月26日便开始了。

在那个初夏的早晨，全世界的观众目睹8位勇敢的科学家进入这个巨大的圆形穹顶内，气闸在他们身后紧闭。实验计划是让"生物圈人"在接下来的两年里与外界隔绝，以测试完全封闭和自我维持的生态系统是否可能支持人类在外太空的生活。循环的水、氧气和食物全部来自设施内部，玻璃天花板以外除了太阳能，没有什么东西能进入其中。这个国际团队由四名男性和四名女性组成，其中包括首席医疗官罗伊·沃尔福德博士。

沃尔福德是加州大学洛杉矶分校的医生和病理学教授，他研究了热量控制对小鼠的影响，并通过实验（像麦凯那样）表明，饮食受限的啮齿动物的寿命最多可增加50%的寿命。[1]进

1　R. Weindruch et al., "The Retardation of Aging in Mice by Dietary Restriction: Longevity, Cancer, Immunity and Lifetime Energy Intake," *Journal of Nutrition* 116, no. 4 (April 1986): 641-654.

入"生物圈2号"后，沃尔福德很快发现，生物圈自然而然就展开了一个在人类身上研究这种现象的实验。生物圈2号内共有约三千种植物和动物，它们在未来两年内会成为所有八名人类成员的盘中餐，因为，这期间生物圈通往外部的大门是封闭的。鉴于生物圈人之前毫无农业种植经验，他们便一同努力耕种农作物、饲养、屠宰牲畜和准备膳食。很不幸，事实证明这项任务比他们预期的要难，生物圈人不得不依靠极低数量的食物维持生活。

据估计，在踏入生物圈2号的迷你世界之前，科学家们平均每天摄入约2500千卡热量。但在进入之初的六个月里，尽管每个人都要从事高强度的体力劳动——包括耗费大约1/4的劳作时间照料动物和农作物，以确保下一顿还有饭吃，但团队成员已经把他们的日常热量摄入降低到了1784千卡/天。短短八个月时间，多数成员的体重都下降了1/5左右。在《达特茅斯大学校友》（*Dartmouth's Alumni*）杂志2018年的一篇文章中，"生物圈"成员之一马克·纳尔逊称，"饥饿成为一种新的体验——也成了我们长久的伙伴。"然而，虽然能量摄入量极低，但沃尔福德说，他和同伴们在生物圈2号生活期间主要以素食为主（偶尔有乳制品、鸡蛋、肉类和鱼类），这些饮食提供了极佳的"营养密度"。

虽然在亚利桑那州天空的玻璃穹顶下出了很多状况——包括氧含量降低、社会矛盾和授粉昆虫的死亡等，但有件事似乎取得了成功。尽管厌恶伴随了两年的饥饿感，但该团队于1993年9月26日从生物圈2号出来时，似乎健康状况非常好。除了脂肪减少（达到了优秀运动员的类似水平），成员们还经历了血压、胆固醇水平和葡萄糖水平的显著下降。不幸的是，对多数参与者而言，这些健康方面的改善只是暂时的，多数人在实验结束后的两年内又回到了原来的状态。

今天，我们很难判断这些人在生物圈2号生活期间经历的能量摄入减少是否会让他们的寿命有任何增加。到目前为止，除了沃尔福德博士以外，其他所有队员都健康地活着。很遗憾，沃尔福德博士于2004年死于肌萎缩性脊髓侧索硬化症（ALS）的并发症，刚好在他八十寿辰之前不久。解答这个问题的一个办法是把队员的生理年龄或健康状况与普通人进行比较，但这种做法不完全公平。首先，"生物圈人"并非他们所属群体的一个随机子集。相反，他们特征鲜明，这也是他们最早入选的原因。他们都是受过高等教育的科学家，好几个还都是医生或生态学家，因此具备一定的社会经济地位。生物圈人还报告了类似的生活偏好，主要集中在环保和健康意识方面。虽然性别分布均等，但团队中并不包含少数种族或民族。这为确定他们可与普通人中哪些群体做出比较时带来了困难。

这就是摆在多数人类营养学研究面前的关键难题，其中绝大多数并非我们所谓的"随机对照试验"——被试被随机分配到实验组或对照组，从而消除一些系统性偏差。相反，多数时候，被试都是自行决定加入一个小组。他们自行决定以某种方式进食（例如，素食为主、原始饮食或者西式饮食），而促使被试做出决定的通常是他们的行为、生活方式和人口统计学特征。在生物圈人的案例中，他们可能并未选择限制热量摄入，

154

但他们确实自愿选择在一个三英亩的生态圈中与其他七人一起完与世隔绝地生活两年。但世间并无另一个生物圈3号，也就不存在随机分配且热量供给充足的对照组。

至关重要的问题在于，人类是否能从热量控制中获得与动物相同的好处，科学家们并未放弃寻找答案。首先，他们把目光投向了我们的近亲——非人灵长类动物。与研究小鼠或其他动物相比，研究非人灵长类动物的好处在于，人类的进化史与它们关系紧密。我们与非人灵长类动物有着许多相同的遗传、生理甚至行为特征。与直接研究人类相比，非人灵长类动物研究的另一个优势则是可以严格控制实验条件和被试动物的多样性，从而让实验组在所有其他方面与对照组相当。它们生活在同样的环境中，携带相似的基因，有着相似的经历等。

这些在人类研究中都无法实现。我们所有人的生活方式和经验的多样性远非实验条件可比，相关变量的变化可能让研究人员难以确定热量控制等干预措施的影响，因为许多其他因素都可能会改变研究结果。与人类研究相比，使用非人灵长类动物的另一个潜在的最重要优势在于，科学家们确切地知道每只动物的食物摄入量。而当你告诉研究的参与者开始实行限制热量的饮食方案时，确保被试遵循实验方案的手段总是有限的。很多时候，自然本能、社会压力甚至日常刺激都能战胜那些看上去最克制的被试身上的科学责任感。然而，与生物圈人一样，开始某种饮食方式的猴子并无发言权，它们也许能够回答在人类身上全面开展热量控制的临床试验是否值得一试。

饥饿的猴子

20世纪80年代末，科学家在恒河猴身上启动了两项连续的热量控制试验——其中一项试验地址位于马里兰州巴尔的摩的国家衰老研究所（NIA），另一项位于麦迪逊的威斯康星大学（UW）。经过大约20年的细致研究——包括持续的饮食调节，详细记录体重和生理参数，以及跟踪死亡数据——华盛顿大学的研究终于有了结果。正如2009年发表在《科学》杂志上的文章标题所示，看上去"热量控制延迟了恒河猴的疾病发生率和死亡率"。答案找到了！作者报告说，截至文章发表时，80%热量摄入受限的猴子依然活着，而对照组的这一数字仅为50%。[1]更重要的是，不仅热量摄入受限的猴子还活着，看上去还明显更健康。这组猴子的心血管疾病、癌症和糖尿病发病率大幅下降，甚至出现了随年龄增长大脑萎缩速度减慢的迹象。该研究发表后的2009年，《纽约时报》（New York Times）上的一篇文章宣称，"期待已久的恒河猴衰老研究表明——尽管存在一些保留意见——人们原则上可通过特定的饮食习惯来抵御常见的老年病，进而大大延长寿命。"[2]

实验结果真实有效。科学界认为，如果热量控制对猴子有

---

[1] R. J. Colman et al., "Caloric Restriction Delays Disease Onset and Mortality in Rhesus Monkeys," Science 325, no. 5937 (July 2009): 201-204.

[2] Nicholas Wade, "Dieting Monkeys Offer Hope for Living Longer," New York Times, July 9, 2009.

效，那么它也应对我们有效，因为我们与猴子的基因吻合度为93%（与小鼠的吻合度仅为40%）。遗憾的是，国家衰老研究所的同类实验很快浇灭了大家的热情。在《自然》杂志上发表的文章中，衰老研究所的朱莉·A.马蒂森（Julie A. Mattison）、唐纳德·K.英格拉姆（Donald K. Ingram）和拉斐尔·德·卡博（Rafael de Cabo）领衔的科学家小组报告说，热量摄入受限的猴子与自由进食（即可以随心所欲地进食）的猴子的寿命并无明显差异。[1]但这并不意味着所有希望都破灭了。这个实验的数据中出现的一个有趣的趋势表明，尽管热量摄入受限的猴子的寿命似乎并未受到影响，但其健康水平却提高了。实际上，在老年猴子中，热量控制似乎改善了新陈代谢的相关指标，比如甘油三酯（triglyceride）、葡萄糖和胆固醇水平等，这与我们在生物圈人身上看到的情况类似。热量摄入受限的猴子似乎也能更长时间地保持无病状态，其健康期中位数增加了2.5年。

虽然热量控制对猴子寿命的影响在两项试验中并不一致，但我们从数据中可得出一个有趣的结果。两个热量控制的被试小组实际上活了相似的寿命（衰老研究所为28.5岁，华盛顿大学为28.3岁）。但对照组猴子的寿命却出现了巨大差异，衰老研究所对照组的寿命中位数达到了29.1岁，华盛顿大学的中位数仅为25.9岁。

....

1 J. A. Mattison et al., "Impact of Caloric Restriction on Health and Survival in Rhesus Monkeys from the NIA Study," Nature 489, no. 7414 (September 2012): 318-321.

　　为了弄清这种差异产生的原因，衰老研究所的科学团队和华盛顿大学的科研团队（由罗扎林·安德森博士领衔）共同起草了一篇解读报告，细致阐述了两项研究在生存结果、体重变化、食物构成和摄入方面的异同，报告还记录了两处试验地点的猴群表现出的生理和病理变化。[1]根据这份报告，两项试验的不同结果似乎可归结为研究设计上的几个关键差异。首先，在衰老研究所的试验中（即猴群寿命无明显差异的研究），对照组猴群的寿命中位数十分大，但实际上它们并未随心所欲地进食，而是根据年龄和体格设计特定的进食量。同样在衰老研究所，热量摄入受限猴群的进食量仅相当于对照组的70%（按照年龄、性别和体格得出的估值）。而在华盛顿大学的试验中，对照组的猴子基本上是自由进食（仅限白天，晚上也会受限）。在比较两组报告的每日卡路里摄入量时，衰老研究所的猴子的确比华盛顿大学的吃得更少（实际上少了约14%），这也许相当于适度的热量控制饮食模式，或者至少不算热量摄入过量。

　　第二个大的区别反映了两处试验地点的猴子的个性差异。例如，衰老研究所的热量控制研究分为两个组别：一组在猴群生命早期开始热量控制，另一组在生命后期开始控制。相反，华盛顿大学的热量控制是在猴群8岁时（恒河猴达到发育成熟的大致年龄）开始的。另外，两组试验使用的猴子也来自不同

1　J. A. Mattison et al., "Caloric Restriction Improves Health and Survival of Rhesus Monkeys," Nature Communications 8, no. 14063 (January 2017).

的地方。衰老研究所使用的猴子出生、成长于世界各地，其血统可追溯至印度和中国，而华盛顿大学的研究仅使用了在威斯康星州国家灵长类研究中心出生和长大的猴子，它们的血统来自印度。猴子来源的多样性构成了两项研究在猴群遗传上的巨大差异，有趣的是，此前的小鼠研究数据已表明，热量控制的影响和动物对饮食减少程度的不同承受度可能是由基因决定的。例如，一项对几十个不同品种的小鼠的研究表明，热量控制在所有组别中的影响似乎并不相同。相反，即便限制了热量摄入，个体差异也可能放大源自不同生活方式的益处。

第三，两组试验最大的差异可能要归结为食物的构成。早在20世纪80年代确定猴群饮食结构时，华盛顿大学的研究小组就决定采用一种脂肪含量为衰老研究所两倍的食谱（按重量计算分别为10%和5%）。华盛顿大学的食谱包含的蛋白质比衰老研究所的略少，而且蛋白质来源也不同——华盛顿大学的蛋白质来自乳清蛋白（牛奶制成品），衰老研究所的来自大豆和鱼粉的组合。尽管两组试验的猴子摄入的碳水化合物数量相当，但来源非常不同。衰老研究所的碳水来自小麦和玉米，仅有一小部分来自蔗糖（6.8%，也称食糖）。相比之下，华盛顿大学的猴群摄入的碳水几乎有一半来自蔗糖（45%），其余的则来自玉米和糊精。这意味着，华盛顿大学的饮食与我们通常认为的西式饮食差不多，含有大量的糖、精制植物油（欧米伽6和欧米伽3的比例为46：1）和主要来自动物的蛋白质。虽然并非完全一致，但衰老研究所的对照组和实验组的猴群的饮食结构更类似于鱼素饮食（pescatarian diet）——低糖和高淀粉含量——其中的蛋白质和脂肪都来自鱼类和大豆。

这两个猴子试验之间的饮食构成差异可能解释了为何一个"有效"，一个无效。例如，蔗糖在两个试验中的占比差异就很大。蔗糖（食糖）是一种双糖（disaccharide），即它的分子由一个葡萄糖分子和一个果糖分子结合而成。身体消化蔗糖后会将其分解，而葡萄糖和果糖后续的代谢方式也略有不同。葡萄糖会迅速进入血液，刺激胰岛素快速释放，从而让细胞能够迅速吸收。这个过程并不见得就一定不好；葡萄糖是我们身体主要的能量来源，我们的细胞需不断利用它来发挥功能。不过，当体内可用的葡萄糖含量超过必要的水平（就像华盛顿大学的对照组猴群那样）时，葡萄糖就会转化为糖原储存在肝脏和肌肉中供短期使用，或者也可能转化为脂肪酸储存在脂肪组织中（即我们所谓的脂肪细胞）。葡萄糖中过量的脂肪酸也可直接进入肝脏，并可能导致一种叫作"非酒精性脂肪肝"（NAFLD）的疾病。相反，虽然每克果糖所含的热量与葡萄糖或蔗糖相同，但它进入体内后并不会引起血糖和胰岛素的快速飙升。

那么，这些信息对我们意味着什么呢？虽然猴子的研究为人类热量控制干预的前景提供了一线希望，这并非任何意义上的压倒性证据。从很多方面讲，我们都尚未达到确信终身保持适度饥饿究竟是否值得一试的地步。不过，这显然并未阻止一些热量控制爱好者放手一搏。

来自人类的热量控制经验

迈克尔·雷（Michael Rae）是SENS[1]研究基金会的科学作家，该组织由著名的生物遗传学家奥布里·德·格雷（Aubrey de Grey）博士和首席执行官詹姆斯·奥尼尔（James O'Neill）领导。这个基金会设立的宗旨是为衰老生物学提供资助和研究支持，重点是寻找衰老相关疾病的恢复疗法。迈克尔不仅通过他在SENS基金会的工作描绘了衰老速度的潜在可塑性，而且也试图在自己身上证明这一点。迈克尔回忆说，他在20岁出头的时候就意识到，我们的生理衰老速度并非自发或者超出我们控制的。在见证了所爱之人（比如他的祖父母）的衰老和死亡后，他开始把生理衰老视为"一种完全不可接受的恐怖，它已经在自己和周围人身上不知不觉地蔓延开来，如果放任不管，我们的身体无可避免会走向残疾、疾病、痴呆和死亡。"他没有被终有一死的观念吓倒，而是积极利用这种恐惧来激发自己积极探索，以期夺回些许衰老的控制权。他的追求不是长生不老，而是多健康生活十年左右的可能性。

20世纪90年代中期的时候，世人对热量控制饮食方式是否切实可靠仍持怀疑态度。因此，就像彼时多数人一样，迈克尔专注于践行一些当时有科学依据的方法——补充营养的

1　译注：全称为"Strategies for Engineered Negligible Senescence"，意为"衰老的后天干预策略"。

同时保持低脂饮食、锻炼身体并服用大量抗氧化剂。当时，人们认为现有的补充剂可模拟热量控制手段的好处，也即它们可模仿热量控制的效果而不必限制饮食。作为一个已经很匀称的人，迈克尔一开始认为这是个理想的解决方案。但随着时间的推移，人们发现除了热量控制，没有任何一种正在研究的产品能明显减缓衰老，或者说它们都不是科学上可信的解决方案。

根据迈克尔的描述，在浪费了十年时间和大量金钱后，他从当时的时尚饮食（高碳水化合物、低脂肪、低蛋白质）切换到了区域饮食法（Zone diet，要求每天摄入40%的热量来自碳水化合物，30%来自脂肪，30%来自蛋白质），并最终一步步过渡到了与区域饮食相似的热量控制饮食法。迈克尔很快发现了热量控制协会，并迅速成为其中的活跃会员，最后还成为该协会的董事会成员。通过协会的内部通信服务，迈克尔能见到志同道合的热量控制爱好者，并一道分享饮食控制技巧、科学证据以及来自大众的支持信息。21世纪初，迈克尔看到公众对热量控制的热情迅速增加，因为世人对衰老研究的兴趣正在上升，而热量控制协会成员的故事也被媒体所报道。当华盛顿大学第一个非灵长类动物的研究成果发表后，大众的热情也随之达到顶峰。迈克尔报告说，人们的热情从那时起便开始下降了，因为先是衰老研究所试验得出了负面结果，再加上雷帕霉素（rapamycin）等药物或禁食等饮食干预措施的研究结果造成的负面影响。

如今，迈克尔已年届五十，但他是否从数十年的限制性饮食中获得回报的问题仍悬而未决。当然，我们没办法设想反事实情形，即无法确定，如果迈克尔一直坚持标准的西式饮食，哪怕坚持相对健康的饮食方式，他的身体会发生什么变化——但他的状态似乎比多数同龄人都要好。虽然按照传统标准，迈克尔徘徊在"体重不足"边缘，但从实验室测试结果看，他似乎又很健康。从他的低血压和颈动脉-股动脉脉搏波动速度（动脉硬度评估指标）看，迈克尔的心血管尤其健康。动脉僵化会因年龄增加而出现，已有的证据表明它与心脏病、中风甚至痴呆等疾病的风险上升直接相关。此外，当迈克尔把他的实验室检测结果输入临床生理年龄计算程序（基于我在2018年提出的指标而设计）后，得出的生理年龄比他的驾照上显示的时序年龄要年轻十岁以上。迈克尔并不是孤例。对长期坚持克制的热量控制饮食方式的个体的研究表明，他们表现出了较慢的衰老迹象，这与许多动物研究中观察到的情况类似。总的来说，这些个体似乎在心血管疾病或癌症风险相关的多个指标上更健康。他们的血脂状况更好，氧化应激反应更低，能够避免系统性炎症并保持胰岛素的敏感性。综上所述，这些适应性似乎反映了老年疾病较低的发病率，也相应意味着未来更长时间的无病生活年限。

但正如我此前提到的，迈克尔等人是一群自行选择坚持践行这种有些极端的养生方法数十年的人，在他们身上研究热量控制的好处缺乏代表性。这种生活方式需要大量训练和毅力来克服我们对食物的偏好。进化让我们的大脑不停地寻求营养。我们的祖先以狩猎和采集的方式获取食物，这意味着食物供给的长期匮乏。在部落能够追上并杀死大型猎物的幸运时刻，放纵（以及我们如今所谓的暴饮暴食）一下是必要的。没人知道下一顿大餐何时到来，也正因此，我们的大脑养成了寻找高热量和高糖食物的习惯。当我们摄入盐分、脂肪或糖分含量高的食物时，大脑中的神经递质系统会诱导产生愉悦感来强化这种行为，进而建立愉悦感与吃这些食物的行为的联系。

但对迈克尔之类的人来说，用饥饿延缓衰老的决心促使他们克服了过量饮食的冲动，哪怕痛苦也在所不惜。除了来自大脑的恳求，自我限制热量摄入的人还必须面对社会的压力。迈克尔描述了自己在面对朋友和家人反对时，坚持这种生活方式的困难。进食既是一种生理活动，也是一种社会活动。迈克尔认为，人类已经适应了这种倾向——他们不仅想在吃饭时聚在一起，而且还需要分享丰收的成果。典型的西式饮食（在营养构成和比例方面）并不利于热量控制，这让许多热量控制爱好者的社交活动变得困难。迈克尔描述说，当他与其他人一起用餐时常常会面临不满，因为他用餐是为了交流而非单纯进食。同样，当主人要求你去他们家吃饭，他们可能会把为你特别准备一份食物的要求视为不合时宜。

所有这些都表明，坚持热量控制生活方式的人所需的动力可能也会体现在他们生活的其他方面。因此，把健康仅仅归结为热量控制是成问题的，因为坚持这种生活方式的人会让自己尽可能保持健康，于是就会影响他们在生活中的多数决策。例如，迈克尔还会严格追踪自己的睡眠和日常活动习惯。就像研究衰老的人一样，他还积极地思考了许多与衰老相关的问题，也一直在其生命的大部分时间里尝试做出干预。虽然我们每个人都可以像迈克尔那样做——践行控制热量的生活方式，追踪它可能对我们的衰老产生的影响——但多数人需要更多有说服力的证据才能下决心做出改变。他们想知道这样做会带来回报：这种生活方式对自己这类人有用；而唯一的评估方法就是在人身上开展临床试验。

人体试验

加入CALERIE（"减少能量摄入的长期影响综合评估"试验项目）。在科学家们就长达数十年的猴子试验的矛盾结果争论不已时，一项新的研究横空出世。这不仅仅是在另一个动物模型中研究饮食对长寿的影响那么简单，它是一项在人类中展开的热量控制随机对照试验！减少能量摄入的长期影响综合评估试验项目由波士顿的塔夫茨大学、圣路易斯的华盛顿大学和巴吞鲁日的路易斯安那州立大学的科学家们合作展开。一开始，试验的目标只是为了确定人们是否能坚持热量控制的饮食方式。与药物试验不同，这项研究不仅依赖研究参与者自愿加入，而且还依赖他们一直坚持到底。被试需要有意志足够坚定，从而能在两年的试验期间坚持热量控制的饮食方式。为了测试被试是否能坚持到底，研究小组仅招募了不到50名志愿者，将他们随机分配到四个对照组中的其中一个。这个最初的试验的设计周期仅为12个月，目的是确定更大规模的试验是否可行。

对照组的饮食方案基于美国心脏协会饮食指南的第一条建议制定，旨在与被试评估的卡路里支出相匹配。试验的设计理念是，对照组不会过量饮食，也不至于挨饿，而是摄入维持现有体重所需的热量。第二组则是热量摄入减少25%的试验组。他们摄入的食物构成与对照组相同，但每天摄入的热量仅为后者的3/4。第三组也是控制热量摄入（与第一组相比减少了12.5%）的试验组，他们还被要求保持运动，从而让每日的热量摄入量比对照组低25%。这个实验设计背后的想法是，第三组只是适度降低了热量摄入，但同时要通过体育运动增加热量需求。例如，对一个每天需要摄入2000千卡热量维持体重的人来说，就意味着每天摄入1750千卡能量，然后通过运动的方式消耗250千卡热量（这相当于每天跑4.02公里）。最后一组的饮食习惯被设定为热量极低的流食（890千卡/天），包含每天四杯营养奶昔和一块巧克力蛋糕。但这种饮食在被试体重减轻15%时就会停止，之后他们会切换为维持体重的饮食方式。

研究人员会在实验前三个月为每个小组提供相应的食物，之后，被试依然要按规定坚持相应的饮食习惯，但被允许吃他们自己购买或准备的食物。试验小组中的每个人都被要求记录他们每天吃了什么。如果他们多吃了一个苹果或者多喝了一杯酒，也必须报告，并附上偏离其规定计划的原因。

当第一阶段试验数据最终得出后，有些让人惊讶的是，人们似乎可以指望热量控制能带来积极影响，至少短期内是这样。[1]研究人员报告说，很少有人偏离计划或者半途而废。即便有人报告说偏离了规定的饮食计划，热量差异也很小。你可能会认为，"万一他们撒谎了呢？明明知道科学家在背后计算数据，又有多少人会承认自己吃了一品脱冰激凌呢？"热量控制研究的美妙之处在于，实际上科研人员相当容易确定某人真的吃了多少东西。这一切又回到了热量的摄入和支出对体重的影响。根据试验结果，对照组在六个月的试验期间体重仅减少了1.2%。这相当于在试验开始时体重200磅的人减少了约4磅。相反，两个热量控制组（有运动和无运动）的被试体重下降了近10%（相当于体重200磅的人减少了20磅）。最后，低热量流食组的被试平均体重降低了13%以上（相当于体重200磅的人减少了25磅）。

有了第一阶段令人鼓舞的可行性试验结果，研究小组开始在人类身上深入开展热量控制试验。他们招募了近250名年龄在21到50岁之间的健康男女志愿者。这样做的一个重要考虑在于，所有参与者在加入试验时都不肥胖，因为研究小组希望确保如果出现积极的试验结果，那也不应简单归结为肥胖程度的减轻。与第一阶段的试验不同，第二阶段仅设置了两个被试组——对照组被告知只需保持目前的饮食习惯，热量控制组则被允许吃他们喜欢的任何东西，只是摄入的热量要降

1　S. B. Racette et al., "One Year of Caloric Restriction in Humans: Feasibility and Effects on Body Composition and Abdominal Adipose Tissue," Journals of Gerontology, series A, Biological Sciences and Medical Sciences 61, no. 9 (September 2006): 943-950.

低 25%。¹研究人员在试验结束时发现，平均而言，热量控制组在两年的试验中仅减少了 12% 的热量摄入。然而，即便这种微小的降幅似乎也显示出有希望的结果。总的来说，热量控制组在两年整的试验中都保持了低于初始值 10% 的体重。他们体内的炎症标志物普遍降低了，许多心血管风险指标也得到改善。但最令人振奋的发现是他们的生理衰老减缓了。

使用我在 2013 年提出的生理年龄检测方法，哥伦比亚大学的同行丹尼尔·贝尔斯基（Daniel Belsky）博士检测被试的数据后得出结论认为，对照组被试（保持正常饮食的人）的生理年龄增长符合预期或比预期稍慢。例如，在两年的试验期，他们的生理年龄大约增长了一年半。这可能意味着这些被试的衰老速度比一般人群的平均速度略慢。不过，这与热量控制组中观察到的结果相比还存在巨大差异。按照检测结果，热量控制组被试的生理年龄在两年时间里仅增加了大约三个月。他们的衰老速度比我们普通人的预期慢了 87.5%。²

为了证明上述结果的潜在影响，让我们设想一位"减少能量摄入的长期影响综合评估"试验项目参与者的情形。假设她

1　E. Ravussin et al., "A 2-Year Randomized Controlled Trial of Human Caloric Restriction: Feasibility and Effects on Predictors of Health Span and Longevity," Journals of Gerontology, series A, Biological Sciences and Medical Sciences 70, no. 9 (July 2015): 1097-1104.

2　D. W. Belsky et al., "Change in the Rate of Biological Aging in Response to Caloric Restriction: CALERIE Biobank Analysis," Journals of Gerontology, series A, Biological Sciences and Medical Sciences 73, no. 1 (December 2017): 4-10.

名为伊莎贝尔，加入试验项目时的时序年龄已经30岁了，且根据其实验室检测数据，她的生理年龄也是30岁。伊莎贝尔最终被分配到了热量控制组。伊莎贝尔在加入试验之前是个略显活跃的人，她能够以每天摄入2000千卡的热量维持150磅的体重。在试验期间，伊莎贝尔成功地将热量摄入降到了1700千卡/天，体重也在两年内下降了20磅。更重要的是，伊莎贝尔的生理年龄到实验结束时仅增加到了30.5岁，尽管此时她的时序年龄已是32岁。这种改善激发伊莎贝尔决心长期坚持热量控制的生活方式，即保持每天摄入1800千卡热量的饮食习惯。四十年后，伊莎贝尔决定重新检测自己的生理年龄，以确定坚持热量控制饮食方式的好处。哪怕伊莎贝尔的生理衰老速度再次加快，比如时序年龄每增加一岁，生理年龄就增加6个月（相比之下，试验期间的生理衰老速度仅为此时的一半），到70岁生日时，伊莎贝尔会惊讶地发现自己的生理年龄仅为49.5岁。当然，人的衰老可能存在地板效应。我们不清楚一个70岁的人是否可能真正拥有比他小二十来岁的人的生理特征。但重要的是，衰老速度的延缓会随时间产生复合效应。

硬币的另一面

我们的结论对老年人是不是也适用呢？对人来说，是否存在一个时间点，让热量控制等干预措施因为太迟而无法起作用？虽然"减少能量摄入的长期影响综合评估"试验仅包含50岁以下的参与者，但来自啮齿动物和其他动物的研究表明，即便在生命后期开始热量控制也能延长寿命。但数据中似乎出现了一个重要警告——这样做的好处只会发生在体重在一定范围内的人身上。如果热量控制的结果是消瘦（老人尤其如此），实际上可能意味着热量控制带来的有害反应，它意味着营养不良或无法吸收维持身体机能所需的营养物质。就像其他许多事情都存在一个最佳点一样（又称金发女孩效应，意为过犹不及），低热量饮食是好的，但太低则会出问题。

除了营养不良，长期限制热量摄入的动物或人身上还可能出现其他适应不良的变化。即便没有营养不良，大幅减少热量摄入的人似乎会表现出代谢率下降，体内的"瘦素"（leptin）降低等迹象。这种变化值得注意，因为瘦素是人体内发出饱腹感信号的荷尔蒙，它也能反过来降低饥饿感。虽然对于迈克尔·雷这样的人来说，饥饿感是为获得热量控制的潜在好处而值得的牺牲，但另一些人的情况显然不同。除了饥饿感，一些参与热量控制饮食的人还报告说性欲降低了，这可能是循环性激素降低所致。具体来说，研究人员已证明，实行热量控制饮食的男性的睾丸激素水平会降低。还有证据表明，热量控制可能损害免疫反应，比如让伤口更难愈合，更容易受到病原体感染的威胁等。如前所述，人们认为热量控制从根本上是通过关闭（或至少是减缓）某些机体进程的方式发挥作用，其中之一可能就是身体的免疫反应。虽然总体而言，免疫系统活跃程度的降低可能对健康有益，因为这能降低体内的系统性炎症，也能防止身体在日常慢性压力面前反应过度，但当真正的问题出现，需要一个强大的免疫系统去应对时，你就倒霉了。

最后，尽管热量控制生活方式有可能取得成功，但最大的问题可能还在于，我们真的很难说服多数人减少热量摄入10%~25%。在多数国家，劝阻大家暴饮暴食已经很困难了，更不用说提倡少吃了。虽然像迈克尔和热量控制协会成员等少数人能够长期坚持热量控制饮食方式，但真要选择这种生活方式的话，本书多数读者可能都会认为这不可行。但摆在我们面前的并不是非此即彼的选项。在延缓衰老和预防重大疾病方面，我们还有其他好处明显的选项。实际上，不断涌现的前沿研究表明，其他许多方法的好处可能接近甚至等价于热量控制饮食。

第七章

长寿饮食

　　既然大家如此关注饮食对衰老的影响，那么我们是否可以把全部重心转向体重，或者更确切地说转向体脂？不可否认，热量控制有助于大幅减轻体重，而且多数实行这种生活方式的人确实保持了非常低的体重指数（body mass index，简称BMI）。然而，那些认为"摄入卡路里，排出卡路里"的格言对健康和衰老至关重要的想法从根本上是成问题的。更重要的是，我们处理身体构成和健康关系等话题的方式广泛存在严重问题，其中许多问题让我们无法真正帮助他人过上更健康、更快乐的生活。

　　体重指数是我们的体重（以千克为单位）与身高（以米为单位）的平方的比率。在美国，普通女性身高5英尺4英寸（1.63米），体重170磅（77.1千克），相应的体重指数略低于30。按照现在的标准，这位"普通女性"已经超重并且接近肥胖了——我们把体重指数超过25归为超重，超过30归为肥胖。但是，达到这些标准的人真的都位于肥胖边缘吗？可能并非如此。我们如此重视的这些分界线建立在人口平均值之上，与个体实际情况无关。事实上，有些人的身体在体重指数为29时更健康，而有些人则为19。与多数事情一样，健康也取决于个人具体情况——遗传和独特的身体状况等。因此，如果你是那种一直努力把体重指数维持在25以下的人，也许这样做并无必要。但你又该如何确定自己是否真的不必坚持？我想小心一点，尽量不去暗示我们不应该研究肥胖造成的健康问题。世界上绝大多数人都会因为体重问题增加罹患严重疾病和机能失调的风险。但我们不应过分关注人的裤子尺寸或体重计上的数字，而应将注意力转向健康和疾病风险的量化指标上。最近，我的研究发现，在我们解释生理年龄的差异时，体重指数及其相应的健康后果（如疾病风险或死亡率）之间的联系消失了。[1]有些情况甚至与通常的看法相反，即对生理年龄和时序年龄完全相同的两个人来说，体重指数较高的那个可能还稍微（尽管不明显）健康些。这是因为肥胖对健康的影响是通过加速衰老过程实现的。因此，与其把体重作为健康的反映，我们为何不直接测量健康指标呢？

转换思路想一想，与其说我们的新年计划是减掉10磅，不如说我们决心把生理衰老速度减慢一些。如果我们做了相应的改变，比如说吃得更营养、不过度饮食，我们的身体可能就会找到合适的体重。我们最终看上去可能不会都像一般人眼中的"理想"模特那般，但这可能是件好事，因为最终我们在健康和福祉方面收获更多。这种对待体重和健康关系的方式的确是一种范式转换。传统上（到今天为止依旧如此），节制饮食都是以帮助人减肥为目的——通常是怎么快怎么来。流行的节制饮食，如原始饮食、低碳水或阿特金斯饮食（20世纪70年代著名的饮食方式）都声称有助于快速减少体重。例如，罗伯

---

1 Z. Liu et al., "A New Aging Measure Captures Morbidity and Mortality Risk Across Diverse Subpopulations from NHANES IV: A Cohort Study," PLoS Medicine 15, no. 12 (December 2018): e1002718.

特·阿特金斯（Robert Atkins）博士就说，采用他们制定的饮食方式可在头两周内减掉15磅。无论是否属实，低碳水化合物饮食的持久流行都在于它常常能带来戏剧般的减肥效果。更不用说，低碳水饮食还允许减肥者吃一些他们最喜欢的美食，比如奶酪、熏肉和汉堡（不含面包）等。

然而，这些饮食习惯并不都会带来好的结果。近期的研究发现，碳水化合物摄入量的减少实际上可能缩短人的寿命。毕竟，碳水的位置被其他东西代替了，这些替代物对多数人而言是蛋白质，尤其是动物蛋白。新的研究数据显示，摄入过多动物蛋白的人会加速衰老，也更容易患病。尽管有人认为碳水是糖尿病、心脏病和癌症等疾病的罪魁祸首，但我的实验室和其他研究者都已证明，对健康最危险的是动物产品（如肉类和乳制品）。许多人并未注意到这一点，因为大家通常把体重或体重指数较低与健康划混为一谈。

作为一个发表过肥胖主题同行评议论文的生物医学研究者，我不能说世界很多地区出现的"肥胖病"不是公共健康威胁。但与此同时，二者也并非完全对应。体重与健康或衰老之间的关系是一个更复杂的故事，在许多情况下，较高的体重指数并不总意味着更差的健康状况，在我们考虑体重对寿命和健康期的长期影响时更是如此。为了更好地理解这一点，我们必须首先弄清楚身体脂肪和健康的关系，同时还要认真思考体重指数的相关衡量标准究竟代表了什么。

重要的是脂肪细胞的大小而非数量

根据最近发表在《自然》杂志上的一项研究，来自瑞典卡罗林斯卡学院（Karolinska Institutet）科斯蒂·斯波尔丁（Kirsty Spalding）博士的研究小组发现的证据显示，对于成年人来说，我们体内的脂肪细胞（adipocyte）的数量可能不像人们之前认为的那样不断变化。[1]这个有趣的发现表明，我们成年人体内的脂肪细胞数量基本上都是固定的，这个数字对我们来说都是独一无二的。有些人的脂肪细胞多些，有些人少些，但总的来说，这个数字常年不会发生大的变化。这反过来意味着，我们每年（或每月）观察到的体重变化更多是由于脂肪细胞大小（而非数量）发生了变化。

该研究还表明，我们每个人成年后体内的脂肪细胞数量主要在青春期就确定了。换言之，我们的脂肪细胞会积累到20岁左右，此时，我们每个人的脂肪细胞数量或多或少都已确定了。因此，不同人身上脂肪细胞数量的差异实际上来自个人成长过程中的获得性差异，而非人们目前行为或生活方式的不同所致。实际上，这种差异很可能由遗传决定。考虑到其他所谓的人体测量指标——比如身高，这种解释是有道理的，因为众所周知，身高由遗传因素决定。据估计，人的身高差异的

---

1   K. L. Spalding et al., "Dynamics of Fat Cell Turnover in Humans," Nature 453, no. 7196 (May 2008): 783-787.

80%可用基因差异来解释。与身高相比，虽然研究人员对脂肪细胞展开遗传研究的难度更大，但类似的统计数据可能会解释人与人之间的差异。此外，其他因素如生理性别也起了作用。通常，女性的身体脂肪比例高于男性，这种差异可能更多是由脂肪细胞数量，而非细胞大小决定的。

虽然脂肪细胞的数量是我们整体脂肪质量和体型的主要决定因素，但等式的另一边是体积——我们每个脂肪细胞的大小和充盈程度。正是这个因素让人的体重随时间波动。例如，如果你在冬天增加了一点体重，那可能不是脂肪细胞数量增加的结果，而是现有脂肪细胞变得更大、更密、更重了。也就是说，虽然有证据表明，迅速而大量的体重增加（或减肥后马上出现的体重反弹）可促使身体以增加脂肪细胞总数的方式做出调整——即为身体设定一个新的正常值——但大多数情况的体重增加都是脂肪细胞体积而非数量发生了变化。相反，减肥成功几乎不是因为脂肪细胞数量少了，而是它们的体积变小了。为了强调这一点，斯波尔丁博士的研究小组还证明了，人在减肥手术后的脂肪体积会明显减小，但数量基本没有变化——尽管手术后平均体重会减少约18%。即便采用吸脂或冷冻溶脂等手段，脂肪细胞的数量也只会暂时减少，因为身体已经发展出内在机制来补充失去的细胞。你没办法欺骗自己的身体——过去的时光它都记得。

重要的是更好地理解这两个变量（脂肪细胞体积和数量）如何影响了健康和衰老。多数情况下，大部分与肥胖相关的不利影响似乎都是由脂肪细胞体积增加和功能障碍所致，从很多角度讲，脂肪细胞数量的增加可能是良性的，甚至对身体还有保护作用。因为我们摄入超过身体所需的食量后，额外的营养物质往往以脂肪的形式储存在脂肪细胞中。当脂肪细胞变得充盈或过于饱满，身体会发生一些适应不良的变化，如炎症水平上升，活性氧或自由基的分泌水平也会上升。此外，脂肪细胞一旦被填满，脂质最终会滞留在身体的循环血液中（通常表现为高胆固醇或甘油三酯水平）。这些脂质可进一步损害或改变蛋白质和其他分子。多余的脂质也可能被转移到肝脏或胰腺，进一步加剧2型糖尿病和非酒精性脂肪肝等疾病的风险。鉴于这些现象经常同时出现，科学家和医生便为两种以上现象同时出现的复合健康风险起名为"代谢综合征"。毫不奇怪，代谢综合征与心脏病、糖尿病、中风等疾病风险的大幅增加相关，此外，它还被证明会增加许多常见癌症、阿尔茨海默病和脂肪肝的风险。

一方面，体内的"脂肪细胞更充盈"常常是成问题的；另一方面，更多脂肪细胞也不见得就是原罪。实际上，在所有灵长类动物中，人类的脂肪细胞比例最高，一些研究人员也因此将人类唤作"肥胖灵长类"。[1]多数猴子的体脂率低于9%，施瓦辛格在1974年成为奥林匹亚先生时的体脂率也不过如此。然而，与我们的灵长类近亲相比，丰富的脂肪细胞可能让我们

[1] D. Swain-Lenz et al., "Comparative Analyses of Chromatin Landscape in White Adipose Tissue Suggest Humans May Have Less Beigeing Potential Than Other Primates," Genome Biology and Evolution 11, no. 7 (July 2019): 1997-2008.

进化出了一些最重要的特征。我们的大脑袋和相应的智力水平需要大量能量供给来维持，这也意味着更高的新陈代谢率。当我们的祖先能够猎杀大型动物获取肉食后，他们膨胀的脂肪细胞库就能够储存必要的能量，从而在食物匮乏时使用。我们的身体适应了大容量的脂肪储能电池。我们不仅会利用现成的能量，还对能量储存做了优化，我们在这方面远胜近亲物种。

但不幸的是，这个神奇的系统在现代社会几乎没有用武之地。许多人不会经历长期的食物匮乏。相反，我们还可能让身体系统超负荷运转，从而导致脂肪细胞长期处于充盈状态，永远无法被消耗。我们为了生存而进化出的禁食和进食循环机制对多数人来说不再是必须的。相反，我们不停地进食。讽刺的是，原先那套机制就是拥有更多脂肪细胞实际上可能起到适当保护作用的原因之一，也可能是女性的糖尿病和心脏病风险通常较低的原因之一。更多的细胞意味着更大的储存能力，这意味着你的身体承受过度消耗的能力更强。例如，设想你有一加仑的水，你需要把它储存在不同的杯子里（假设没有水壶）。如果你只有十个杯子，每个杯子都会很满。但如果你有二十个杯子，那每个杯子就不会那么满。

脂肪也可以不同方式分布在细胞之间的地方。这很重要，因为多余的脂肪堆积在哪里似乎会对健康造成很大影响。堆积在内脏周围堆积的内脏脂肪（即器官周围的脂肪），或储存在非脂肪细胞（通常为肝脏、肌肉或胰腺细胞）中的异位脂肪比储存在皮下区域的脂肪（即皮下脂肪）更可能导致代谢紊乱、系统性炎症和整体的生理失调。因此，更多的皮下脂肪——比如女性——通常意味着身体需要转移到问题区域的脂肪数量更少。

不幸的是，如果身体过度消耗，那更多的脂肪细胞就真的会成为一个问题。它还可能让人在体重大幅下降后轻易反弹。虽然脂肪细胞处于充盈或膨胀状态容易导致代谢和炎症问题，但脂肪细胞的消耗也会引起荷尔蒙变化，引发饥饿感。这自然说得通，因为饥饿是身体在告诉你，需要为脂肪电池充电了。但这也是肥胖的人很快就减掉了很多体重，却往往难以保持的原因之一。同样，减肥并不会减少脂肪细胞的数量，而只是让它们变得干瘪。随着脂肪细胞中储存的脂肪减少，这些细胞会停止分泌瘦素。瘦素分泌减少会刺激大脑中被称为"下丘脑"的部分发出信号说，吃东西的时候到了！瘦素可被视为能量摄入和储存的传感器或调节器。它是脂肪细胞向大脑发出的信号，提示能量储存正在减少，你需要寻找食物补充能量（瘦素停止分泌时）。相反，它也能告诉身体什么时候已经储存了足够的能量，并发出信号说可以停止寻找食物了，直到食物耗尽信号才会停止。但每个人摄入多少食物才会让瘦素停止分泌受两个因素的影响，一个是我们的新陈代谢率（即人体消耗体内食物/能量的速度），另一个则是储存能量的脂肪细胞数量，这决定了每个脂肪细胞的饱满程度。脂肪细胞越多，每个细胞就越不可能充盈，而身体也会随之发出渴望获取更多食物的信号。

正因为如此，拥有更多脂肪细胞的人实际上更难保持较低的体重指数。设想如下情形：两个人的身高和体重相同，但其中一个人的脂肪细胞比另一个人多20%。要保持相同的体重，脂肪细胞更多的人的细胞体积也必须更小（或更瘦）。反过来，脂肪细胞更多也更小的人分泌的瘦素可能更少，相应也更容易感到饥饿。很容易想到，他们在大脑不断抗议下更难保持目前的体重。然而，我们不得不再次扪心自问，这两个人的体重是否就应该保持一致。在现实中，拥有更多脂肪细胞的那个人可能在体重稍重的情况下健康状态更好。再次强调，我不是在提倡过度肥胖的生活方式，而是说健康体重的定义应该根据不同人的个性特征而适当调整。

然而，与其尝试确定脂肪细胞数量的差异来推断自然体重的个性化差异，更好的策略是直接忘掉体重，进而把关注的重点转向健康评估——比如生理年龄。我们把重心转向优化健康和衰老，所做的事情也都是为了这个目标，最终的体重可能对我们就是合适的。的确，一些人更重些，另一些人更轻些，但最重要的是我们都很健康。

延缓衰老的饮食

谈到传统饮食方式，其中两种已经成为改善健康、延缓衰老的优选方案。它们是植物性饮食或素食，以及地中海饮食。[1]虽然我们不难想象，富含绿叶蔬菜的饮食对健康和延缓

1　M. A. Mendez and A. B. Newman, "Can a Mediterranean Diet Pattern Slow Aging?," Journals of Gerontology, series A 73, no. 3 (March 2018): 315-317.

衰老有益，但对植物性饮食的关注实际上来自我们对热量控制饮食的研究。

21世纪初，来自酵母、蠕虫和啮齿动物的研究证据表明，特定营养物质摄入量减少（而非整体热量摄入的下降）是实行热量控制饮食的动物寿命和健康期增加的主要原因。相关发现表明，这些特定的营养物质就是蛋白质。现在，如果你像许多人一样深谙饮食指南，可能会认为多摄入蛋白质才对。毕竟，像阿特金斯饮食、原始饮食和一些酮类饮食都宣扬低碳水化合物和高蛋白的饮食在改善肌肉功能、预防肥胖和预防2型糖尿病方面的健康益处。我们从衰老研究实验室得出的数据中发现，高蛋白摄入与快速衰老相关，而低蛋白（蛋白控制）的效果似乎与热量控制相当。事实上，多项研究表明，仅仅限制蛋白质摄入就完全能达到热量控制所能实现的益处。对苍蝇的研究表明，减少蛋白质而非碳水或总的热量摄入有利于长寿，蛋白质摄入量增加后，这种效果就会消失，但如果增加碳水化合物或脂肪摄入量，结果也不会发生变化。

据推测，这种效果的原因在于，饮食中的蛋白质或热量对一种名为"IGF-1"的激素的影响。激素"IGF-1"会参与发育期间的生长，也会参与整个生命周期的无氧活动。它是一种生长激素的副产品，常常被错误地吹捧为抗衰老化合物。如果你搜索"人体生长激素"（human growth hormone），跳出来的肯定是补充剂公司的宣传照片，它们展示了肌肉和体格都令人印象深刻的老年男子形象。事实上，虽然人体生长激素可能促进肌肉生长，但它和"IGF-1"已被反复证明会加速衰老，尤其会增加癌症风险。因此，我们可以合理地认为，在热量摄入受限的啮齿动物或其他动物体内，"IGF-1"激素水平降低解释了衰老进程减缓和肿瘤生长减缓等现象。但当悉尼大学的科学家路易吉·丰塔纳（Luigi Fontana）博士研究实行热量控制饮食的人的"IGF-1"激素水平时，他观察到，除非这些人的饮食构成中蛋白质含量低，否则"IGF-1"激素水平不会下降。[1]他还进一步表明，人们不必限制热量摄入总量就能降低"IGF-1"激素的水平。他们只需要植物性饮食方案——外加一点（或不加）动物蛋白即可。

低蛋白假说获得越来越多的证据支持，2014年，我与隆戈博士及其他同事发表的一项研究表明，低蛋白摄入——尤其是低水平的动物蛋白——与衰老相关风险的下降有关联。[2]在研究一组代表全美中年人的3000名左右的样本时，我们根据蛋白质摄入量把他们分为三类。那些报告说从蛋白质中获取的热量占比为20%的人被划定为高蛋白摄入组，那些占比不到10%的被划入低蛋白摄入组，而介于10%~20%的为中间组。在比较这三组人近20年的随访结果时，我们发现高蛋白摄入组的人比低蛋白摄入组早死的风险高74%。而在癌症和糖尿病方面，高蛋白摄入组比低蛋白组更可能死于这些疾病。与低蛋白

1　L. Fontana et al., "Long-Term Effects of Calorie or Protein Restriction on Serum IGF-1 and IGFBP-3 Concentration in Humans," Aging Cell 7, no. 5 (October 2008): 681-687.

2　M. E. Levine et al., "Low Protein Intake Is Associated with a Major Reduction in IGF-1, Cancer, and Overall Mortality in the 65 and Younger but Not Older Population," Cell Metabolism 19, no. 3 (March 2014): 407-417.

摄入组相比，中间组死于糖尿病或癌症的风险也有所增加（大约高出1/3）。

同样，因为这是一项观察研究，参与者会自行选择实行特定的饮食方案，因此，各组之间也可能存在一些外部差异，它们应该能解释我们的发现。但在检查了热量摄入总量或其他宏量营养指标造成的影响后，我们发现二者都不能解释上述差异。我们还分析了诸如性别、种族/民族、教育、腰围、吸烟习惯、运动习惯、既往病症、减肥情况或者是否尝试悠悠球节食法（yo-yo dieting，即让体重反复增减的饮食方式）等因素，发现它们都无法解释我们的发现。数据中似乎透露出两个信息：（1）蛋白质的来源很重要，以及（2）"IGF-1"激素可能是罪魁祸首。例如，我们发现动物蛋白的高摄入量能解释研究结果的大部分差异，但当我们将这个结果与植物蛋白摄入量差异比较时，相关的风险就消失了。植物蛋白高摄入量似乎不是个问题。我们还测量了参与者血液中的"IGF-1"激素水平数据。我们发现，对"IGF-1"激素水平高的人来说，与高蛋白摄入量相关的癌症风险变得复杂了。这意味着高蛋白或者"IGF-1"激素水平高的人风险最大，但蛋白质对"IGF-1"激素水平低的人危害较小。

让人吃素

从我们的研究发表的2015年以来，其他一些宣传素食或低动物蛋白饮食好处的科研成果也相继出版。一般来说，衰老领域的多数研究者都同意，素食通常是延长寿命、提高健康水平的最佳选择。尽管如此，作为一个遵循素食原则的人，我认为承认素食也有健康和不健康之分是很关键的。例如，一些最臭名昭著的垃圾食品本质上也是素食，如奥利奥饼干、某些薯片、一些巧克力蛋糕或糕点、气球糖（Airheads candies）、好时糖浆和扭扭糖（Twizzlers）等。我相信没人会争辩说，满是这些精加工、高糖高盐食物的饮食方式会让人更长寿。相反，由天然食品（whole food）组成的饮食——包含蔬菜、种子、坚果、豆类和全谷物等——能极大地改善心脏代谢的健康水平，也能降低癌症风险，延长寿命。

直到最近，素食主义的观念还往往会让人想起环保狂热分子（tree hugger）、地球圣母，或者狂热的善待动物组织成员形象，但以素食为基础的生活方式已经开始渗透到主流文化。最近的一份报告显示，自认为素食主义者的人数在2014年到2017年间增加了600倍。此外，肉食替代品的出现也让最铁杆的汉堡爱好者认真思考起素食生活方式的可能性。有报告称，坚持素食生活方式可能是个人为应对气候变化所能做的最有益的事情之一。然而，尽管大家对素食的好处有越来越多的共识，但对许多人来说，这种生活方式似乎依旧不可行。

许多人担心放弃肉食会降低自己的体能和爆发力。甚至那些享受运动本身的人也这么看，而那些依靠运动成绩为生的专业人士尤其担心：植物是否能提供足够的能量和肌肉生长所需的营养，让人保持最佳状态。情况又回到了我们关注的蛋白质上，因为它是肌肉的组成要素。大家从内心深处还是会担心，素食者需要更多的蛋白质才能保持与肉食者同样的竞技水平。实际上，二者所需的蛋白质量差不多——植物蛋白和动物蛋白在消化率上有些差异，但这只会导致吸收量的不同，且可以忽略不计。更重要的是，人在摄取的植物蛋白种类和来源方面要有讲究。

蛋白质由氨基酸组成，而许多氨基酸可由身体产生而不靠摄入。但另有9种氨基酸被称为"必需氨基酸"（essential amino acid），它们必须从饮食中获得而无法由身体产生。它们分别是组氨酸、异亮氨酸、亮氨酸、赖氨酸、蛋氨酸、苯丙氨酸、苏氨酸、色氨酸和缬氨酸。因此，我们摄入的蛋白质来源可设定为完全蛋白质，即包含所有9种必需氨基酸（多数动物蛋白都满足）；或不完全蛋白，即至少缺乏一种必需氨基酸。但我们要记住，"必需"并不意味着这些氨基酸更重要，于是你就大量摄入。有趣的是，蛋氨酸和色氨酸的大量摄入被证实可能会加速衰老，一些研究还间接表明，动物饮食中的蛋白质或热量摄入受限所带来的好处，是由于减少了这两种（或其中一种）必需氨基酸的摄入所致。请注意，在人们开始考虑彻底将蛋氨酸或色氨酸请出餐盘之前，我们还需要大量研究来支持这种做法。

换言之，对运动员和注重健康的人来说，重要的是了解他们的膳食中的蛋白质其他大分子含量，从而确保饮食的均衡和合理。与多数人的想法相反，设计一种以植物为基础——且包含让人在体育运动上取得成功所需的营养物质的饮食并不难。实际上，许多转向素食的体育运动员都说他们的表现从未如此出色过。下面的列表说明了，任何人都可以简单地从植物中摄取适量的蛋白质。左侧是植物性完全蛋白选项——包含所有必需的氨基酸。右边是植物性不完全蛋白质来源，多数情况下，它们仅缺少一种或两种必需氨基酸。

完全蛋白质含量		不完全蛋白质含量	
藜麦	8克/杯	杏仁	6克/盎司
荞麦	6克/杯	红薯	2克/杯
毛豆	17克/杯	黑豆	16克/杯
火麻仁	9克/盎司	糙米	5克/杯
螺旋藻	64克/杯	鹰嘴豆	39克/杯
奇亚籽	4.7克/盎司	球芽甘蓝	3克/杯

要记住的重要一点在于，我们备餐时常常涉及多种不同的食物来源。因此，即便个别食物不是完全蛋白来源，但多数情况下，你饮食中的蛋白构成依旧是完整的。例如，糙米和豆子的结合就等于用两种不完全蛋白来源制成完全蛋白质餐食。另一个例子是以西结面包（Ezekiel bread），每一片这种面包都包含四到五克植物蛋白。虽然组成以西结面包的个别谷物本身是不完全蛋白的来源，但它们相互结合后，每片面包都包含所有9种必需氨基酸。鉴于植物食品的多样性，大家没有理由认为放弃肉类和奶制品会降低你的个人体能纪录，或者让你在球场、田径场或擂台上表现平平。只要问问亚历克斯·摩根（Alex Morgan）、德安德烈·乔丹（DeAndre Jordan）、里奇·罗尔（Rich Roll）、詹姆斯·威尔克斯（James Wilks）、帕特里克·巴布米安（Patrik Baboumian）或德里克·摩根（Derrick Morgan）以及其他许多人，等著名的素食运动员就明白了。

除了对蛋白质摄入量、耐力和爆发力的担忧外，人们谈到全素饮食时的另一个争点在于，他们就是喜欢肉食。很多人无法想象，少了自己最钟爱的美味该如何生活。此外，对许多人而言，制备和享用某些种类的食物是他们的传承或传统的重要部分，他们希望延续传统。最后，我和其他任何人都没资格告诉你，不能或不应该吃肉。归根结底，你要在了解自己的决定对健康的潜在影响后，再决定愿意接受什么样的生活方式。除此以外——虽然社会对健康非常重视，但对许多人来说，这并非他们生活的头等大事。或者说，至少我们每个人愿意为提升自身整体健康水平所付出的代价是有限的。因此，一个人是否应该吃素可能最终要取决于这种做法对他们个人的价值。如果素食能为人换来半年的健康生活，他们会这样做吗？十年呢？虽然没有办法确切地知道素食和肉食两种不同生活方式的具体后果，但生理年龄的测量可以说明不同生活方式的选择有多重要。

对很多人来说，3/4 的时间吃素就足够了，他们可能会发现这样做的好处十分明显，同时也不必放弃他们视为生活重要组成部分的肉食。但人们需要有助于自己做出更明智决定的工具。实在讲，考虑到所有这些因素，世间通往更长健康期和寿命的道路并非只有一条。我们可以做出不同的选择，每个选择对我们整体健康和衰老程度都会造成不同的影响。

那么，人可以既吃肉又长寿吗？放眼全球，答案似乎是肯定的（在一定程度上）。一切再次回到了适度饮食的箴言上。

"蓝色区域"的智慧

2004年，《国家地理》杂志的探险家丹·布特纳（Dan Buettner）与一群衰老和长寿领域的科学家走遍世界，研究了世界知名的偏远长寿地区的秘密。这些地方又称"蓝色区域"，居住着世界上最长寿的人群，这些人大部分没有癌症、心脏病和糖尿病。世界上共有五个蓝区——希腊的伊卡里亚岛（Ikaria）、日本的冲绳岛（Okinawa）、意大利的撒丁岛（Sardinia）、加利福尼亚的洛马林达（Loma Linda）以及哥斯达黎加的尼科亚半岛（Nicoya Peninsula）——它们共享几个非常重要的共同点。也许最值得注意的是，这些地区的居民主要食用富含植物和豆类的食物，肉类和奶制品的占比很低……尽管不是完全没有。虽然地理上的证据不足以得出因果关系，但已有的证据表明，当地人离开这些地区后，长寿的优势也会消失——这说明当地人的长寿并非遗传造成，而更可能与这些神奇地区的生活方式有关。

虽然这些独特的地方与我们许多人的居住地有许多不同，但科学家和科研组织已经开始系统性地研究生活在蓝区的居民，希望能确定他们长寿的秘诀。最初的探访以后，蓝区调查项目（Blue Zones Project）于2009年启动，旨在用蓝区居民的长寿经验帮助世界其他地区。迄今为止，该项目最引人注目的观察结果是，各蓝区居民的饮食模式十分相似。研究人员在营养学调查的基础上指出，蓝区居民习惯于一些简单的烹饪方式。

即便生活在四个蓝区的居民报告说他们吃肉，但通常吃得少，也很少吃。实际上，数据显示，他们的日常饮食中仅有约5%为肉食制品，其余大部分都来自植物（占了总热量的95%）。[1]这意味着，他们并未采取低碳水饮食方式。相反，他们的饮食结构中65%为碳水，20%为脂肪，15%为蛋白质（几乎都是植物蛋白）。其中三个蓝区的居民会摄入适量乳制品。居住在加州洛马林达的基督复临安息日会教徒（Seventh-Day Adventists）保持素食，因此不一定排斥肉类以外的动物产品。像许多美国人一样，他们也喜欢奶酪、酸奶，偶尔也来一杯牛奶。在希腊的伊卡里亚岛和意大利的撒丁岛，居民普遍养殖山羊或绵羊，因此，他们经常食用酸奶、发酵奶和奶酪。然而，这些种类的乳制品在许多方面可能与工业化世界大部分地区的超市里的高度加工、高糖和工厂化养殖的不一样。

此外，蓝区的糖摄入量仅为世界其他地区的一小部分。平均而言，美国人摄入的蔗糖（食糖）量是蓝区居民的五倍左右。世界上大部分地区的高糖消费可能都不是有意为之。此处不是说人们坐在一起吃饼干才叫摄入糖分，遗憾的是，我们的许多加工食品都已添加了食糖——从低脂酸奶到烤豆，甚至看起来很健康的沙拉无一幸免。美国一家颇受欢迎的（此处不点名）餐馆的一份中式鸡肉沙拉就包含44克糖！哪怕你一天就只吃了这种沙拉，你摄入的糖也是蓝区居民日常摄入量的两倍。除了正餐，蓝区居民的零食也跟其他地区不一样。两餐的

---

1 D. Buettner and S. Skemp, "Blue Zones: Lessons from the World's Longest Lived," American Journal of Lifestyle Medicine 10, no. 5 (September-October 2016): 318-321.

间隙，蓝区的居民通常会吃点植物类型的天然食物，如水果和蔬菜，特别是坚果。在伊卡里亚岛，当地人饿了会抓一把杏仁吃；而在尼科亚，则是开心果。

总的来说，蓝区的饮食看起来跟地中海的很像，但其构成主体（95%）为植物类食物。这种饮食基本上由健康的、未加工的天然素食构成，偶尔会掺杂一些肉类或乳制品。因此，蓝区的饮食方式实际上可能对全世界多数人都可行。它提供了各种选项，没有严格的限制，而且不会受到"舍此无他"的限制。遵循这种饮食方式的人依旧可以延续自己钟爱的传统饮食，只是场合会受到些限制。这可能意味着人们每周有六天都吃素（乳制品摄入量也受到限制），剩下一天吃肉（最好是未加工的散养类家畜）。这一切都可以归结为适度。然而，这也意味着你食用的大部分食物是像蔬菜、土豆、全谷物、坚果、种子、适量无糖全脂乳制品、大米、豆类和橄榄油等。解渴的饮料仅限白水、咖啡和茶。偶尔喝杯酒似乎也是可以的。

最后，这些神奇地区的饮食给世人的另一个重要启示在于，别太关注你吃了什么，而是要想想如何看待饮食。布特纳描述了日本冲绳岛（该地区也是世界上女性寿命最高，百岁老人比例最高的地区）居民接受的儒家教诲："Hara hachi bun me"，翻译过来的含义为"吃饭只吃八分饱"。[1]在这个教诲的

---

[1] I. Rubaum-Keller, "Hara Hachi Bu: Eat Until You Are 80% Full," The Blog, HuffPost, September 21, 2011.

指引下，冲绳人往往每天仅摄入1800~1900千卡的热量，而且一生都会把体重指数保持在20来岁的水平。许多研究人员推测，这种适度的终生热量控制实际上可能是冲绳岛和其他多数蓝区居民预期寿命很高的原因。

终身禁食

至此，我们是否又回到了原点？蓝区的经验是否再次证明，通往健康长寿的道路是由数十载大幅减少食物摄入铸就的？科学家们推测，虽然传统的热量控制可能是延年益寿和推迟疾病的最理想或最直接的饮食方式，但它们也许不是唯一的选择。过去几年，关于一种可能取代热量控制法而成为卓越的长寿饮食的讨论越来越多：禁食。各种节食方案的支持者都主张，它可以带来热量控制饮食的大部分好处，但二者存在一个重要区别——禁食更容易坚持。实际上，许多证据表明，禁食在很多方面只是"精简版的热量控制饮食"。

禁食也是蓝区主要的生活方式。在256.41平方公里的希腊伊卡里亚岛，当地居民的一些健康习惯可能是他们长寿的原因。他们食用当地产的有机食品，大部分是自家花园里种植的和社区内部互通有无的蔬菜。他们也会坚持运动——但方式跟我们很多人不一样——因为他们生活在一个多山的岛屿上，步行最终成了他们最主要的交通方式。不过，布特纳的另一个有趣的观察是，伊卡里亚人会禁食——且频率很高。这是因为伊卡里亚人遵循希腊东正教的宗教禁食习俗，即尼斯提亚

（nistia）。[1]伊卡里亚人每年禁食150天左右，其中包含40天的圣诞节禁食（Christmas fast）；48天的大斋节禁食（Lent fasts）；持续8至42天的圣徒禁食（Fast of Holy Apostles）；以及为期两周的圣母降临节禁食（Dormition of the Virgin Mary）。此外，全年大部分周三和周五都是指定的禁食日（如遇大型节日除外）。这些神圣的日子（类似于穆斯林斋月的白天或犹太人的赎罪日）并非让人彻底不进食，而是禁食某些种类的食物，主要以肉类、奶类、鱼类为主，偶尔还有油制品。虽然这类禁食并不直接限制热量，但研究人员表明，与那些在此期间不禁食的人相比，禁食者通常会少摄入300大卡的热量。虽然看上去很少，但一年累计下来就相当于少吃了大约4.5万大卡。

禁食有着悠久的历史，可以追溯至古希腊、古埃及、古代中国和古印度文明。虽然禁食通常是宗教和精神纪念活动的要求，但历史记载表明，它也被当作一种促进健康、治疗和恢复的治疗方法。公元前6世纪，著名的数学家和哲学家毕达哥拉斯通过连续40天的禁食来提高自己的创造力和精神毅力。柏拉图、苏格拉底和希波克拉底也都用过类似的方式禁食。而在世界的另一端，先秦时期的道长们也都倡导过"辟谷"，即避免食用谷物，而以极少量天然食物为生（这在道家的《列仙传》里有描述），包括种子、坚果、树脂（resin）、树汁、树皮

1　K. O. Sarri et al., "Effects of Greek Orthodox Christian Church Fasting on Serum Lipids and Obesity," BMC Public Health 3, no. 16 (May 2003).

和根茎等。[1]这个理论认为，通过禁食，人不仅可以改善健康状况，还能提高精神气。这是长生不老和升仙的第一步。人们可从"气"（含义为"气息""精气"或者"精神"）而非食物中获取营养，这样做可以消灭三尸或邪气，它是我们体内引发疾病、加速死亡的邪恶力量。从本质上说，三尸就是衰老的媒介。

在我们尚不了解现代科学的一些观念，现代西方医学还没出现之前，这些古老的养生实践确有其优点。新的科学证据不断出现，表明短期、偶尔为之的禁食也可能带来与热量控制类似的长寿和健康益处。正如我最近听一位科学家说的，"禁食是新的热量控制"，的确如此。我们所了解的禁食的潜在好处大部分来自科学家们几十年来对热量控制的研究。不久前，科学家们在查阅热量控制研究文献时发现一个有趣的现象：在许多动物尤其是啮齿类动物研究中，热量控制的方式就是每天只让动物进食一次。

这种做法为我们提出了一个问题，即热量控制试验的效果仅仅是因为食物摄入减少，还是长期禁食带来的影响。为了深入研究这个问题，国家衰老研究所的一个研究小组验证了后续合乎逻辑的推断。他们为小鼠实行隔日禁食的方案，但小鼠进食的总体热量并未受到限制。[2]基本上，小鼠的进食量与正常

---

1   M. LaFargue, review of The Daoist Tradition: An Introduction, by Louis Komjathy, Religious Studies Review 40, no. 2 (2014): 121.

2   R. M. Anson et al., "Intermittent Fasting Dissociates Beneficial Effects of Dietary Restriction on Glucose Metabolism and Neuronal Resistance to Injury from Calorie Intake," PNAS 100, no. 10 (May 2003): 6216-6220.

情况相同，但进食时间更短了。他们发现，这些小鼠的葡萄糖水平和胰岛素敏感度（与糖尿病相关的标志物）都有改善。研究结果还表明，禁食小鼠大脑中的神经细胞在遇到毒性刺激时得到了更好的保护。此外，与受到热量控制的动物类似，禁食小鼠的心血管疾病和中风风险都有所下降。

更重要的是，这些好处不仅可在啮齿动物身上看到。最近，马克·马特森（Mark Mattson）博士——国家衰老研究所的科学家，同时也是热量控制饮食和间歇性禁食研究领域的先驱——谈到，在很多情况下，健美运动员几乎是偶然发现了禁食对改善他们体质的好处。[1]他们以试错的方式了解到，不吃早餐，然后在禁食期间锻炼有助于减少体脂，同时会增加瘦体质量。其结果是……运动员们的肌肉轮廓更加明显，成绩也更好了。

运动员的做法得到了新兴科学的支持。2013年的一项研究表明，搭配耐力运动，肥胖者在三个月的隔日断食后减少了大量脂肪，同时肌肉量并未减少。[2]更重要的是，他们的胆固醇水平也得到明显改善，其标志是低密度脂蛋白（坏胆固醇）减少了，高密度脂蛋白（好胆固醇）增加了。

未来，越来越多研究禁食的临床试验会相继出现，这会加

1 P. Jarreau, "5 Human Fasting Studies with Dr. Mark Mattson," LifeApps, March 14, 2019.

2 K. A. Varady et al., "Alternate Day Fasting for Weight Loss in Normal Weight and Overweight Subjects: A Randomized Controlled Trial," Nutrition Journal 12, no. 146 (November 2013).

深我们对禁食的潜在好处的理解。人类禁食研究的大量出现主要是因为，与在动物身上持续了数十年的热量控制饮食研究相比，人类身上的相应研究很少，很多人认为禁食法明显更可行。人在接受禁食这种生活方式时遇到的困难更小，而且研究小组也更容易招募参与者——也更容易让他们坚持下去。虽然科学家已经能够在实验室里开展动物禁食研究，但他们没办法确保人类参与者会一直坚持下去，哪怕试验年限仅为几年时间。虽然"生物圈2号"向我们展示了人类通过热量控制维持生存，甚至能保持良好的状态，但在进化驱动的进食欲望面前，我们的适应性最终会成为阻碍。也就是说，在禁食研究中，被试往往只需在短时间内保持意志力——即每天几小时或每周几天时间。

这也解释了禁食法变得如此流行的原因。它可能带来热量控制的结果，但又不会让人生活在长期饥饿的状态。虽然狂热的热量控制实践者会保证，你的身体会适应饥饿，但多数人缺乏达到这种状态的意志力。禁食似乎有所不同，根据国际食品信息委员会的一项调查，间歇性禁食是2018年最受欢迎的饮食方式。禁食曾被视为一种时尚，并迅速成为担心自己健康和衰老问题的人的首选生活方式。虽然这些饮食的确有助于减肥——对超重或肥胖的人更是如此——但禁食法似乎也能推迟（乃至逆转）衰老造成的身体变化。

去年，我与两位衰老研究者和禁食专家隆戈博士和塞巴斯蒂安·布兰德霍斯特（Sebastian Brandhorst）合作，在两项临床试验中测试了禁食模拟饮食（FMD）对生物衰老的影响。虽然我会在后文详述这种饮食和其他禁食法，但此处我们还是可以简单概括说，禁食模拟是一种为期五天的饮食法，其间人会进食，但热量摄入非常少（通常每天约500千卡）。禁食模拟通常每月进行一次或每年几次。在第一个临床试验中，100名被试被随机分为两组，第一组被要求在3个月内保持正常饮食习惯，之后执行三个周期的模拟禁食（三个月内每月一次）；第二组被要求从一开始就执行三个周期的模拟禁食。在第二项试验中，44名入组时就存在心脏代谢问题的被试被要求在四个月内开展四个周期的模拟禁食。第二项试验并未设置对照组，但被试的试验结果会跟他们入组时的数据比较。

不出所料，两项临床试验中采取禁食模拟的人显示出体重指数、脂肪总量、皮下脂肪和内脏脂肪（腹腔内重要器官周围的有害脂肪）等指标的明显下降。最令人振奋的结果是，研究还表明禁食模拟降低了肝脏脂肪分数（用于评估肝脏脂肪比例）。这个指标至关重要，因为它反映了非酒精性脂肪肝的风险，这种疾病影响了20%~30%的成年人，可能引发早死、肝脏衰竭和糖尿病。除了脂肪减少，禁食还与胰岛素敏感度改善、血糖水平降低相关。我们还发现，被试在经历多个周期的模拟禁食后，表现出了更年轻的免疫特征。如果这些结果还没有说服力，我们还发现模拟禁食的被试的生理年龄估值出现了明显下降。

根据我提出的测试方法（贝尔斯基也将其用于分析"CALERIE"试验数据），我们得出的检测结果表明，被试在三个周期的禁食模拟后比一开始看上去年轻了约2.5岁。这不仅表明禁食模拟延缓了衰老，还似乎逆转了衰老进程。对照组的情况就不同了，这些被试在三个月的正常饮食后，测得生理年龄增加了约半岁。更重要的是，因为我们之前发表的大量研究已经证明了人的生理年龄和健康风险的联系，于是就能评估生理年龄的降低对健康状况的长期改善究竟意味着什么。我想强调的是，下述结果都只是估计，并非实际观察到的结果（要做到这一点，我们需要开展50年以上的研究）。换言之，这些评估是基于合理的科学结论和研究结果之间的强关联。我们发现，在入组后和第三期的禁食模拟期间，被试20年后的死亡率降低了30%，即他们在未来20年内死亡的可能性降低了30%。带来这种改善的大部分原因可归结为各种疾病预期发病风险的降低——心脏病降低了17%、癌症为6.5%、脑血管疾病为22%，糖尿病为26%。这表明，禁食模拟不单单会降低特定疾病的风险，还会因为对生理衰老的整体影响而降低各种疾病的风险。

尽管这些研究结果令人兴奋，但其中也透露出一些值得注意的现象。当然，这些结果都只是估值，它们是假定三个周期的禁食模拟导致生理年龄下降2.5岁这一结果长期保持而得出的。也就是说，如果一个时序年龄40岁的人在入组时的生理年龄为四十岁，在坚持三个周期的禁食模拟后，他们的生理年龄降低到了37.5岁，当我们在十年后再次见到他们时，他们的时序年龄为50岁，生理年龄为47.5岁。可能并非每个人都能做到这一点。但如果不长期坚持，他们的健康状况就会反弹并回到入组时的状态。

我们经常在减肥项目中见到这种情况。我们在研究过程中的确检测了被试在最后一个禁食模拟周期结束几个月后的生理年龄变化情况。总的来说，多数人保持了生理年龄下降的结果，但降幅相比试验期间有所减小，这不一定能告诉我们几年甚至几十年后会发生什么。据推测，这种短期干预的影响会逐渐消逝。但如果人们决定把禁食模拟作为日常生活的一部分，情况会怎样？虽然如前所述，我们没有足够的时间找出答案，只能再次以模拟的方式评估。这一次，我们模拟了被试每年坚持三个周期，生理年龄会如何下降。请记住，这只是每年15天的禁食计划，我们多数人很容易就能做到。

为了做出评估，我们从代表美国整体人口的数据库中获取信息。这个数据库又称国家健康与营养调查数据库（NHANES），几十年来一直由美国疾病控制与预防中心（CDC）收集数据。你可以把它视为美国的人口普查，但其主题是健康。这意味着，样本中的个体在人口统计学、社会经济地位、地理多样性方面具备相似的分布特征，甚至其生理年龄与我们随便找到的美国人相当。利用这些临床试验数据，我们估计了人口中20~50岁的所有人在三个周期的禁食模拟后的生理年龄估值变化。我们的评估基于每个人一开始的数据信息，同时也允许一些随机的变化，包括禁食模拟不会降低（甚至会增加）生理年龄的可能性。理论上，这意味着有些人20来岁就开始禁食模拟了，而有些人在50来岁才开始。我们的模型还允许适度的"反弹期"，临床试验也会出现这种情况，即没有采取禁食模拟的月份。

最终，我们把所有这些参数纳入数学模型后，得出的结果令人惊讶。根据我们的模型，人们在禁食模拟一年后往往会经历生理年龄的急剧下降。这意味着他们变得年轻了，这与我们在临床试验中观察到的情况类似。接下来的五年左右的时间里，人们的生理衰老速度几乎停在了这个水平。年复一年，大家的生理年龄似乎冻结了时光里。越往后，生理年龄才又开始上升，但对照组的被试的生理年龄在一个计时年中增加一岁，试验组的被试仅增加了0.85岁。由此可见，试验组的衰老速度慢了15%。总的来说，这些结果表明，禁食模拟对生物衰老的影响可能存在一个底线效应。人能变得更年轻的程度是有限的，我们不可避免都会变老。然而，我们可以随时间的推移更慢地衰老，这会综合表现为疾病发病率，以及与年龄相关的残疾发生率的大幅降低，它们反过来又能为我们增加更多健康生活的年限。

为了进一步验证上述结论，我们比较了所有进入数据库时已满50岁的人，并模拟了两种可能的情况。第一种假设为他们每活一年，生理年龄就会增加一岁。这基本上是我们生活中的常见情况。第二种情况以我们模拟计算的结果为基础，在其中，我们把生理年龄的变化作为每年实行三个周期的禁食模拟的函数。计算程序计算了两组人（实际上是同一个人，但有两个不同的未来路径）二十年后的情形，我们比较了他们此时的预期寿命和疾病风险。数据表明，二十年的禁食模拟可以为个体赢得大概五年的预期寿命。更重要的是，数据表明，禁食模拟还可能帮助一个人在20年中保持更好的健康状态。模型中的禁食模拟效果表明，它能将心脏病风险降低50%，癌症风险降低30%，糖尿病风险降低75%，脑血管疾病风险降低65%。

当这些结果出现在我的电脑屏幕上时，我发现难以置信的是，人们在20年间仅仅坚持了100天的间歇性禁食，就相当于在世上多活了1800多天。不仅如此，禁食模拟还可能降低人在年老时患上一些可怕疾病的风险。假设这个模拟是正确的，则让人把间歇性禁食作为生活方式可能对他们的健康大有裨益。

禁食似乎也比热量控制更容易"推销"。虽然这些数据可能不足以促使你无限期少吃20%，但许多人被单纯地减少食物摄入，或在短期内少吃点想法鼓舞。禁食的另一个优点似乎在于它可以采取多种形式，这意味着人可以选择对自己最有用的方案。多年来，已经有超过半打不同类型的禁食方案问世。目前，尚无足够的研究数据表明哪种方法更好，而且可能有些方法对某些人比对其他人更有效。然而，像生理年龄之类的测试的好处在于，它能让人根据测试结果及时尝试不同的选择。我们已经证明，这些测试可以提供相当快的反馈。因此，它能让人测试哪些常规禁食方案对他们的生活方式和整体健康更有益处。没有一个放之四海而皆准的方案，每个人都需要（在医生建议下）确定合适的方案。

如果你是一个有兴趣尝试禁食的人，或者只是好奇禁食的具体操作方式，那么，以下就是研究人员正在关注其长寿益处的几种禁食方案。

禁食模拟（FMD）

禁食模拟是隆戈博士发现并提出的禁食方案。它通常用于临床试验，我们在三个禁食模拟周期后观察到被试生理年龄的延缓。根据其定义，禁食模拟每个周期包括为期五天的低热量饮食，参与者在整个周期内摄入大概4500千卡热量。这个周期设定的目的是让人更容易接受热量控制的养生方案。例如，在禁食模拟周期的第一天里，人们仅摄入稍微超过1000千卡的热量，其中11%来自蛋白质，46%来自脂肪，43%来自碳水。然而，从第二天起的剩下几天里，热量摄入就会减少到每天700千卡左右，9%来自蛋白质，44%来自脂肪，47%来自碳水。

尽管理论上，人都可以通过自己准备的食物制定个性化的禁食模拟方案。但隆戈博士强调，禁食模拟向来只使用事先经过严格测试的特定植物性食物来源，它们主要由汤类、茶和小吃构成，是普洛龙（ProLon）品牌旗下的产品，可通过该公司网站购买。根据经验数据，如果"你只是想恢复活力"，那就坚持三个为期五天的周期（通常每月一个周期）。虽然有些人抱怨价格太高，但该产品包含的食品数量还是可观的，该公司还为符合条件的低收入群体提供折扣优惠。（特此说明，我与隆戈博士有合作，但没有经济上的动机来推广禁食模拟饮食产品。）

隔日禁食（ADF）

盛宴或饥荒。也许就像我们祖先经历的那样，隔日禁食的特点是规定了食物匮乏或完全禁食的日子，然后是自由进食或吃饱为止。与禁食模拟一样，隔日禁食的修订版也规定了禁食日的最小摄入量——每天大约500千卡，其他时候的热量摄入"不受限制"。虽然许多健康专家担心这种安排可能会让人在非禁食日养成暴饮暴食的习惯，但研究表明，这个方案能帮助超重和肥胖者减轻体重。此外，实验室的测试数据表明，与其他间歇性禁食方案类似，隔日禁食方案在改善整体健康和延缓生理衰老进程的潜力方面与热量控制相当。

一项针对一百名肥胖志愿者开展的为期一年的研究把隔日禁食与标准的热量控制饮食（即减少25%热量控制的方案）做了比较，结果表明，与保持正常饮食习惯的对照组相比，隔日禁食组和热量控制组被试的体重都下降了5%到6%。[1]然而，两组被试在试验执行力方面却存在明显差异。隔日禁食组的被试有近40%在研究结束前退出了，而热量控制组的相应比例仅为不到30%。这表明，人们可能无法长期坚持隔日禁食方案——这是人在做出相应选择时的重要考虑因素，因为这些饮食方案只有成为健康生活方式的组成部分才可能发挥作用。冰冻三尺非一日之寒。

5∶2饮食法

5∶2饮食法的含义正如其字面意思所示：每周禁食两天，正常饮食五天。由于碧昂斯（Beyoncé）、本尼迪克特·康伯巴奇（Benedict Cumberbatch）和吉米·坎摩尔（Jimmy Kimmel）等名人的推崇，这种饮食法已受到广泛关注。例如，此处提到的著名的深夜秀主持人坎摩尔就报告说，这种饮食法帮助他大大减轻了体重，更重要的是没有反弹。与禁食模拟一样，5∶2

1　J. F. Trepanowski et al., "Effect of Alternate-Day Fasting on Weight Loss, Weight Maintenance, and Cardioprotection Among Metabolically Healthy Obese Adults: A Randomized Clinical Trial," JAMA Internal Medicine 177, no. 7 (July 2017): 930-938.

饮食法的两个禁食日并非完全不吃东西，尽管一些坚定支持者在禁食日也坚持零卡饮食。但多数人在禁食日的食物摄入量会限制在其正常热量需求的 25% 左右。对于 5：2 饮食法而言，不存在预先指定的禁食日。这让人更容易将其当作日常生活的一部分。从本质上讲，人们可以调整禁食日，使其不与大型社会活动或节日重合。多数时候，许多人发现两个禁食日隔开——中间间隔两到三天的安排更可行。虽然人在禁食日或非禁食日摄入的具体食物在许多方面取决于自身，但许多人还是坚持植物性饮食（至少禁食日如此），而其他人则可能遵循高脂肪、低碳水的饮食方式。

5：2 饮食之所以变得如此流行，是因为它无需前期准备，也没什么硬性规定。然而，这也意味着与更多的间歇性饮食法（比如禁食模拟）相比，支持 5：2 饮食法的科学证据要少一些。如果你有兴趣尝试 5：2，除了咨询医生，其他需要注意的事项还包括：（1）你应该尽可能多地尝试摄入营养丰富的天然食物，特别是在禁食日。这能确保你从食物中获取更多营养，包括维持身体所需的必要维生素和矿物质。（2）摄入的热量应该根据你的活动水平而定。虽然多数人在禁食日摄入 500~600 千卡热量，但如果你在禁食期间活动较多，则可能要增加摄入量。我不建议在 500 千卡禁食日结束时跑上 1 万米。（3）五个"正常饮食日"不能暴饮暴食。对许多人来说，禁食后的放松或一想到要禁食，就可能暴饮暴食。重要的是要记住，如果你想最大限度地获得禁食日的好处，那在休息日也要尽量健康饮食。

限时饮食法（TRE）

正如其名字所暗示的，这种禁食法规定人在有限的时间内进食。虽然不是有意为之，但我们多数人在睡觉时已经自然禁食了八小时左右。理所当然，我们每天第一餐又被恰当地命名为"中断–禁食"（break-fast）。然而，按照限时饮食法的规定，睡前最后一餐和次日第一餐之间的间隔时间被延长到了12~18小时。例如，一些轻度的限时饮食法坚持者会把一天对半分开，他们也许会在早晨七点和晚上七点之间进食，然后在晚上禁食。虽然这看上去强度不够，但它通常能消除我们许多人在深夜吃零食的习惯，而对那些不假思索便要开始间歇性禁食的人来说，也可能是个不错的选择。通常情况下，坚持限时饮食法的人会直接跳过白天中的一餐（通常是早餐）来延长禁食时间。如果一天中的第一餐是在中午或下午两点，而一天中最后一餐是在晚上八点左右，这相当于每天禁食16~18小时。

对那些更极端的人来说，典型的一日三餐加零食的组合可能被压缩成一日一餐（通常是晚餐）。例如，推特创始人杰克·多尔西（Jack Dorsey）的著名事迹就是每天只吃一顿饭。更重要的是，他显然把限时饮食法同5∶2结合了起来——周末什么也不吃。其他据称是限时饮食法重度坚持者的名人还包括皮帕·米德尔顿（Pippa Middleton）、查宁·塔图姆（Channing Tatum）和赫谢尔·沃克（Herschel Walker）等。虽然名人背书不应成为支持新型节食法的理由，但从一些大学的相关研究机构得出的数据显示，限时饮食不仅是一种快速减肥的时尚行为。在一项小型尝试性试验中，来自索尔克研究所和加州大学圣地亚哥分校的研究人员证明了，在为期三个月的干预中，遵循 10 小时限时饮食法[1]（在 10 小时内进食，其余 14 小时禁食）的被试成功减掉了腹部脂肪，血压、胆固醇水平得到改善，同时血糖降低了，胰岛素敏感度也提高了。

禁食的经验基础

尽管禁食的做法可以追溯到很早以前，但禁食科学却刚刚兴起。因此，学界还缺乏各种禁食方案直接比较的数据。虽然每一种都有很好的证据支持，但我们不知道理想的禁食时间窗口究竟是多久，有人说禁食期应为 12 小时，进食期为 12 小时（显然不是连续的），另外一些人说应该禁食 16 小时，进食 8 小时。有些人一天只吃一餐，有些人则会设置完全禁食日。最后，理想的禁食方案对我们每个人可能都各不相同。鉴于我们不同的代谢需求、脂肪储备和生理反应等，问题"你应该禁食多长时间"的答案可能是"看情况"。幸运的是，随着我们对个体生理衰老评估能力的不断提高，每个人都可能根据经验评估这些营养性禁食是否值得一试。

此外，最适合你的禁食方案最终不过是你能真正坚持的方案。对我们许多人来说，像限时饮食法这样的短期禁食方案似乎比较可行。禁食一整天是难以做到的——许多天更是难上加难。但我们多数人都具备推迟几个小时进食的意志力。更重要

1　M. J. Wilkinson et al., "Ten-Hour Time-Restricted Eating Reduces Weight, Blood Pressure, and Atherogenic Lipids in Patients with Metabolic Syndrome," Cell Metabolism 31, no. 1 (January 2020): 92-104.e5.

的是，许多限时饮食法的爱好者报告说，他们的身体适应得很快，通常，在进食窗口期到来之前，他们不会有饥饿的感觉。

换句话说，个人偏好会有所不同，有些人喜欢每年尝试几次禁食，其余大部分时间都正常饮食。这取决于你对哪个方案更有效的认知。如果比较一个人在每种方案下的禁食频率和这些方案要求的禁食时长，那么禁食模拟可能是人们采纳频率最低的方案，但它的禁食时间更长（例如五天）。5∶2饮食法在持续时长（24小时禁食）和频率（每周仅有几次）方面都处于中间位置，而限时饮食法的频率是每天一次（高频率），但它要求的禁食时间较短（通常为12~23小时——其中大约八小时为睡眠时间）。

这些历史悠久的禁食法究竟意味着什么，以至于会对我们的身体产生如此深刻的影响？虽然研究人员仍在尝试破译禁食的所有影响，但我们已经发现了一些线索，可能为后续研究指引正确的方向。最重要的是，已有的发现可归结为一种名为"荷尔蒙效应"（hormesis）的现象。

荷尔蒙效应指的是一种温和、无害的压力，能够刺激我们身体做出有益反应。与运动一样，禁食似乎为身体的修复和维护打下了基础。它可能向身体发出了食物匮乏的信号，相应的化学指令就变成了维持生存，而非利用这段食物匮乏的时间来生长或适应。与热量控制一样，此时的身体从根本上关闭了不太重要的进程，并把资源用于维护或修复。像促进生长的"IGF-1"信号传递被抑制，炎症水平也相应降低。一些研究甚至报告说，我们的大脑因长期禁食发生了变化，生长出了新的脑细胞和神经连接。

酮效应

禁食期间发生的一个关键转变是不同类型能量来源的切换。禁食时，身体往往会消耗葡萄糖和糖原（即可用的血糖及其储存形式）。如果这些都消耗完了，体内的新陈代谢就会开始燃烧脂肪，它们是身体最集中的能量来源。脂肪会转化为一种名为"酮"的化学物质，由于其出众的能量效率，许多科学家认为它对各种与年龄有关的疾病有保护作用。虽然没有十全十美的系统，但你的细胞的能量效率越接近100%，你衰老得就越慢。许多研究表明，酮类物质可能有助于防止癌症肿瘤的发展和生长，因为癌细胞在很大程度上依赖葡萄糖（而非酮类）获得它们增殖所需的能量。酮类物质也被证明可以减轻炎症，相应也被认为可以预防关节炎等疾病。

通常认为，酮类物质在禁食条件下对延缓衰老起着关键作用，于是科学家和健康倡导者就问道，人是否可以在不减少食物摄入的情况下开启酮类物质的转化过程。答案是肯定的。实际上，你可能已经听说过一直流行的生酮饮食，它就能实现这样的效果。通过改变重要营养素的比例，人能迫使身体进入生酮状态[1]，同时仍然可以享受一天三顿饱饭（正如我父亲所言）。

1　译注：这个词在上下文中可指代身体产生酮类物质（生酮）的不同阶段，根据这个差异，我们依语境又将其译为"良性酮态"或"酮中毒"。

生酮饮食仅有几个简单规则，基本上5%~10%的热量来自碳水，大部分（约70%）来自脂肪，其余的来自蛋白质。早在20世纪20年代，这种饮食主要被用于治疗儿童癫痫病。然而，到20世纪末，低碳水饮食趋势让生酮饮食作为减肥手段流行开来。最近，酮类物质也引起了研究衰老的科学家的注意，他们认为，生酮饮食可能是一种可行的热量控制或模拟禁食方案，这意味着它能带来同样的好处而不必减少热量摄入。通过控制饮食中的碳水（葡萄糖的主要来源）含量，身体会被迫切换到以酮类物质作为主要能量来源的状态。

来自动物的研究显示，生酮饮食可能减缓生理衰老的速度。[1]例如，小鼠在大约12个月大的时候（一般认为是小鼠的中年时期）接受了这种饮食方式，其寿命会明显延长，体内分子特征跟热量控制模式下的类似。更重要的是，我的耶鲁大学同事维沙瓦·迪普·迪希特（Vishwa "Deep" Dixit）博士的一项独立研究表明，老年小鼠在研究过程中死亡风险更大，感染特定冠状病毒后会出现并发症，但那些采取生酮饮食的小鼠似乎会得到一些保护。后者有更多起到保护作用的T细胞（即"$\gamma\delta T$"细胞），体内炎症水平也更低，这可能让它们不太可能经历可怕的细胞因子风暴，以及相应的不良后果。

虽然初看上去，如果你的目标是延缓衰老，则生酮饮食的确可行，但你可能要考虑一下再购置生酮饮食的食物。像其他

1　M. N. Roberts et al., "A Ketogenic Diet Extends Longevity and Healthspan in Adult Mice," Cell Metabolism 26, no. 3 (September 2017): 539-546.e5.

多数事情一样，生酮饮食最好要适度。在近期发表于《自然·代谢》杂志上的一项研究中，迪克西特博士的团队（证明生酮饮食可能有利于预防新冠严重并发症的团队）强调了长期采用生酮饮食的潜在弊端。[1]虽然保护性的"γδT"细胞会扩散到整个身体，炎症随之减少，代谢功能在一周后也得到改善，但随着时间的推移，脂肪消耗会超出身体所需，从而导致分解和储存的问题。最终，保护性T细胞减少，代谢问题和肥胖症状加重，这种情况又称为"酮中毒"（ketosis）。

长期酮中毒的另一个问题是酮症酸中毒（ketoacidosis），即过多的酮在体内堆积，让血液水平呈危险的酸性。虽然通常1型糖尿病患者表现出酮症酸中毒才需要密切关注——因为他们不能产生胰岛素以降低酮类物质水平——但最近研究人员也发现长期生酮饮食的人也呈酮症酸中毒症状。

最后的一个危险在于，为满足生酮饮食必需的宏量营养素要求，大多数人最终会摄入大量肉类或其他动物制品。如果这些人的目标是低碳水和高脂肪，则很容易通过吃奶酪、鸡蛋和牛排等满足。相反，许多植物性饮食方式会成为这些人的禁区——像红薯、全谷物甚至许多蔬菜都因为碳水化合物含量过高，而无法在生酮饮食中发挥好的效果。如前所述，以肉类为基础的低碳水饮食与过早死亡以及心脏病、癌症高发病率有关。

....

1 E. L. Goldberg et al., "Ketogenesis Activates Metabolically Protective γδ T Cells in Visceral Adipose Tissue," Nature Metabolism 2, no. 1 (January 2020): 50-61.

　　就截至目前的所有数据而言，似乎在间歇性禁食或短期生酮饮食（但动物制品摄入量较低）中观察到的良性酮态循环，可能是减缓生理衰老和改善整体健康水平的有效方法。然而，尽管营养和衰老的相关研究已经得出了这个结论，但它们通常也仅反映了所有参与的人（或动物）的平均效果。在这些研究中，我们看到了不同的情况——不是每个人对任何特定的饮食方式的反应都一样。虽然植物性饮食对多数人而言可能是最好的，但这并不意味着它对所有人都是最好的。此外，遗传学的差异可能决定了什么样的宏量营养素组合对我们每个人而言是最好的。在后文的第十章，我会讨论生理年龄的衡量标准如何帮你找到最合适的长寿方案。

第八章

运动与衰老

如果运动是一剂良药，每个人都会争相服用！

体育锻炼对我们身体的各个系统和器官——从骨骼到心脏乃至大脑——都有深远而持久的健康益处。无论你的年龄、疾病状况或运动偏好如何，几乎每个人都能从运动习惯中受益。经常运动能增强人的力量和平衡感，还能减少多余的脂肪堆积、改善情绪，甚至将压力降到最低。更重要的是，日常体力活动已经成为蓝区长寿现象的一个附加解释。

很不幸，我们现在的人平均每周只花两个小时参与体育运动。但这种懒惰状态与我们身体一直以来的进化背景完全相反。在早期人类群体中，体力活动是家常便饭。我们今天所认为的运动能力和力量对先民们的生存很重要。我经常在我家附近的康涅狄格州乡村树林里跑步时思考这个问题，那里经常能看见熊出没。幸运的是，我还没有经历速度和耐力的考验，但在人类进化的大部分时间里，世界比现在危险得多。

保持活力写进了我们的基因中

除了避免成为猎物，体能让早期人类能够强化自己作为食物链中顶级捕食者的地位。很早以前，如果你想在晚餐时吃到牛排，就必须先抓住牛。不幸的是，真要去抓牛，人的速度还是很慢的。表面上，我们看起来是个相当失败的顶级捕食者。

八届奥运会金牌得主和世界纪录保持者尤塞恩·博尔特（Usain Bolt）被视为有史以来最伟大的短跑运动员，但他也很难追赶上任何大型（甚至多数小型）食草猎物——如果你曾尝试抓住一只鸡，就知道我在说什么。如果与纯种赛马一起参与1/4英里比赛，赛马越过终点线时，博尔特几乎还没到第二个转弯处。

然而，科学家已经发现，人类的骨骼和肌肉实际上是朝着专门适合长距离跑步的方向进化的，正是在这种情况下，我们才能走到今天。为了证明这一点，在过去40年里，人类和马儿们一直在威尔士的兰沃特韦尔斯镇比赛，双方会在35.4公里的赛道上一决胜负。多数年份里，马儿都是胜利者；然而，在2004年和2007年，人类证明了他们（偶尔）可以跑得比赛马快。身体耐力是早期人类生存的关键，他们有时候会追踪猎物数十公里。最后，这些体力耗尽的动物自然无法躲避人类的追捕，接着：瞧，晚餐来了。

我们的身体已被调整到需要把定期体力活动当作日常生活组成部分的状态。但对许多人而言，我们每天的大部分时间都在坐着，要么在开车，或者为了准备下一餐饭而走向近在咫尺的厨房。跑上几十英里去赶饭的场景已演变成了在会议间歇的短暂休息时间蹑手蹑脚走出办公室，然后在街角咖啡馆匆忙对付一口。其结果就是——生理机能失调和下降。这是一个"用进废退"的完美例子。随着时间的推移，持续不活动会导致我们的肌肉退化，心脏效率降低，骨骼变脆弱，敏捷性和平衡性也会下降。我们所看到的所有衰老迹象都会因缺乏锻炼而加重。但这也意味着，我们可以通过增加体育运动的方式抵消这些变化。

就像先民们一样，运动应该成为我们日常生活的组成部分，而不是另外要找时间做的事情。对许多人来说，需要有意识地加强日常运动量。我们营造的环境适合久坐，因为多数人在醒来后的大部分时间里都被拴在了办公桌旁。这会加速我们的衰老进程，甚至有人认为"久坐是新型烟草"。例如，研究人员在2011年对近80万人的调查发现，与那些坐得最少的人相比，坐得最久的人的糖尿病风险会增加两倍，心血管疾病风险增加两倍，早死风险高出50%。[1]这对我们许多人来说是个坏消息。除了购置一个带办公桌的跑步机以外，多数人不愿意为了日常所需的站立目标而改变工作方式。幸运的是，确保每天适量运动可能是效果很好的良药了。

运动是一剂良药

归根结底，运动对健康和衰老的影响是显著的。许多研究指出，运动有利于预防疾病。事实证明，对于已经诊断出患有心脏病或高血压的人来说，间歇性训练可以延缓疾病的进展并增加预期寿命。证据显示，保持日常运动不仅能缓解2型糖尿

1　E. G. Wilmo et al., "Sedentary Time in Adults and the Association with Diabetes, Cardiovascular Disease and Death: Systematic Review and Meta-Analysis," Diabetologia 55, no. 11 (November 2012): 2895-2905.

病，[1]而且还能增加癌症（尤其是乳腺癌）幸存者的生存概率、降低复发风险。[2]

然而，运动最强大的效果似乎在于它不仅能全面预防疾病，而且能反过来延长健康期。经验证据表明，运动可大大降低几乎所有跟衰老相关的疾病的直接风险。数据显示，运动可以降低多达13种不同类型癌病的风险。[3]定期体育锻炼也被证明可以降低患上阿尔茨海默病的风险，这种病目前还没有治疗手段或药物延缓其病情的发展。此外，哈佛大学的研究人员在2012年估计，缺乏运动直接导致全美2008年530万人的超额死亡。[4]如果情况属实，则意味着全民健身可降低当年1/10的人口死亡。

锻炼之所以是预防疾病、延缓衰老的有效手段，是因为它几乎能引起我们体内每个器官和系统的直接反应。体育运动引起的暂时性压力会提升各种可让人变得更健壮、效率更高、能力更强的适应性。它们能为身体打好基础，从而在将来遇到类

1   S. R. Colberg et al., "Physical Activity/Exercise and Diabetes: A Position Statement of the American Diabetes Association," Diabetes Care 39, no. 11 (November 2016): 2065-2079.

2   M. D. Holmes et al., "Physical Activity and Survival After Breast Cancer Diagnosis," JAMA 293, no. 20 (May 2005): 2479-2486.

3   S. C. Moore et al., "Association of Leisure-Time Physical Activity with Risk of 26 Types of Cancer in 1.44 Million Adults," AMA Internal Medicine 176, no. 6 (June 2016): 816-825.

4   I. -M. Lee et al., "Effect of Physical Inactivity on Major Non-Communicable Diseases Worldwide: An Analysis of Burden of Disease and Life Expectancy," Lancet 380, no. 9838 (July 2012): 219-229.

似变化时更好地应对。这就是生命系统如此神奇的原因：它们具有适应性。汽车无法为了满足需求而调整功能，但我们的身体可以。运动会向身体发出信号，让它变得更加坚韧，复原力也必然得到全面提升。用德国哲学家尼采（Friedrich Nietzsche）的话说，"那些杀不死你的，终将让你变得更强大"。

提升摄氧量

值得注意的是发生在心血管系统的运动适应性，这套系统包含心脏（心肌）、血管以及流经的血液。其主要工作是为整个身体提供氧气和营养物质，从而产生能量。因此，合理的推断是，心血管输出量——或往全身泵送多少血液——可由心肌在工作时的氧气需求和吸入量决定。如果定时运动，系统就会经常遇到高氧需求期，身体也会适应并变得更有效率；呼吸时肺部的汲氧能力会得到提升；心脏泵送血液到全身的能力也会得到增强。毛细血管则会为肌肉运送更多氧气，而肌肉在产生能量时也能更多更好地利用这些氧气。

这个吸入、运送和利用氧气的系统的运转实际上可以用一个名为"最大摄氧量"（VO_2 max）的变量来衡量。最大摄氧量是用人在一分钟内消耗的氧气毫米数除以体重（千克）得出的。虽然要精确测量你目前的最大氧摄氧量通常要去实验室，工作人员会把你的身体连接到一台昂贵的机器上，然后要求你在跑步机上全力奔跑，但也有一些不那么麻烦的方式进行粗略的评估。根据美国心脏协会的说法，一种方法是直接测量你在

12分钟全力奔跑的距离。另一个不那么费劲的方法是用健身监测装置，结合一定时间内（比如十分钟）的心率和速度信息做出评估。

虽然我们的最大摄氧量随年纪增长而自然下降，但运动可成为抵消这种趋势的非常有效的手段。例如，有助于保持高水平最大摄氧量的一个行之有效的方法是定时的有氧运动（跑步、骑自行车和游泳等），最好是在接近或等于最大摄氧量的情况下进行短时间运动。了解并努力提高自己的最大摄氧量是随年龄增长保持健康和幸福的关键。这样做有助于你一整天都更有活力，并让爬楼、遛狗或遛娃等日常活动变得更加轻松和享受。数据显示，高水平最大摄氧量有助于更长时间保持无病状态，这也算是一种回馈。一项跟踪挪威2.5万名健康的中老年妇女的研究表明，在15年的跟踪调查期间，保持高水平最大摄氧量的妇女心脏病发病率极大地降低了。而对男性的大型研究也得出了类似的结论。

点燃你的能量工厂

除了心血管健康外，运动还能改善随年龄增长而衰退的其他身体系统的功能。例如，运动能重塑我们的新陈代谢。最显著的方式是，它有助于燃烧多余的能量，降低血糖水平、消耗脂肪中储存的能量。这就解释了为何运动是肥胖和糖尿病的一剂良药。然而，运动似乎也能改善你身体的新陈代谢机制。据报道，我们细胞中线粒体的数量和大小都因为定期的体育活动而增加。

回想一下，线粒体是身体的动力源。它们将你摄入的营养物质以三磷酸腺苷（ATP）的形式转化为能量，转换得来的能量可供细胞使用。因此，你体内的小工厂越多、越强大，它们产生可用能量的效率就越高。此外，运动能刺激身体更好地在骨骼肌中储存能量（糖原），并提高其利用脂肪的能力。总的说来，这个过程有助于消耗不健康的脂肪储备，同时保持适当的能量供肌肉使用。

肌肉中的这些新陈代谢变化也会增加所谓的"乳酸阈值"。当人进行高强度锻炼时，新陈代谢会加快以满足能量需求。很不幸，这会产生一种名为"乳酸"的副产品，你可能对此已有所耳闻。许多运动员把它视为拦路虎。乳酸会产生恶心、疲劳、肌肉痉挛和疼痛等感觉，这些感觉大多让人厌恶运动。幸运的是，我们的身体也具备清除乳酸的能力，坚持定期运动，身体清除乳酸的能力会更加出色，这就解释了为何破天荒跑上一英里感觉十分煎熬，但短短几个星期的训练后就像在公园散步一样了。

有趣的是，加州大学伯克利分校教授乔治·布鲁克斯（George Brooks）博士的运动生理学实验室近期得出的数据表明，运动不仅能提高肝脏处理乳酸的能力，它可能还有助于教会我们的肌肉细胞如何将乳酸转化为能量来源。[1]肌肉细胞使

---

[1]   G. A. Brooks, "The Science and Translation of Lactate Shuttle Theory," Cell Metabolism 27, no. 4 (April 2018): 757-785.

用无氧代谢产生能量时，就会产生乳酸。然而，一种名为"氧化性有氧代谢"（oxidative aerobic metabolism）的代谢途径会随高强度运动而启动。这种代谢途径让线粒体能够吸收、氧化和燃烧体内堆积的乳酸，从而产生更多能量。这也能解释为何运动能促进线粒体的数量和功能，在这个过程中，许多源于线粒体损耗及其功能障碍的生理衰老也得以延缓。实际上，有人就说，运动是促进线粒体健康的最佳药物。

运动和免疫系统

运动和线粒体的作用对我们最关键的生理网络——免疫系统的健康也有重要影响。随着新冠病毒的出现，许多人已经认识到健康的免疫系统是多么重要。很明显，正如新冠病例症状随年龄增加而加重的现象所表明的，我们的免疫系统往往会随年龄增长而变弱。系统性炎症加重，而我们的病原体防护机制也开始失效。实际上，新型冠状病毒的威胁促使一些人重新评估自己的生活习惯，进而采取措施改善健康水平。一种方法是锻炼。正如英国的一项大型研究表明的，实际上，大量老年人（65岁以上的人）增加了日常活动，以应对这场大流行。科学告诉我们，这是个十分明智的举动。除了保持身材和活力，运动还能增加人在感染病毒时的生存机会，因为它对我们的免疫系统的几个关键组成部分起到了十分积极的影响。

人体对病毒或其他感染的免疫反应包括两个阶段：先天免疫和适应性免疫。简单讲，先天免疫系统是身体的第一道防线，也是对入侵的病原体、异物或伤害的无差别反应。这种免疫的特点在于，反应过程的步骤具有非特异性，也即身体会对任何它视为外来的东西进行无差别攻击。基本上，一旦检测到危险，身体会先斩后奏。这种反应通常由名为"细胞因子"的蛋白质（有时被归类为促炎症或抗炎症细胞因子）协调步骤。当身体识别到威胁，就会表达细胞因子，它会引发炎症反应，并招募和激活巨噬细胞和自然杀伤细胞，这些细胞的任务是在威胁扩散到整个身体之前迅速将其中和或摧毁。这个高度活跃的系统通常会因为身体感染而造成体温升高，这也解释了为何受伤的地方通常会出现升温和肿胀等现象。此外，一些名为"干扰素"的细胞因子还可以直接作用于细胞，从而限制病毒复制。

免疫系统的另一部分为适应性免疫，即免疫系统在应对新的致病压力时做出的适应性调整：受骗一次，他人可耻；受骗两次，自己该死。这种习得性或获得性免疫主要靠两类细胞起作用：（1）B细胞，引起抗体反应；（2）起主要作用的T细胞，也发挥若干支持作用。在骨髓中成熟后，初始B细胞（那些没有接触过抗原的B细胞）被释放到血液中，每个B细胞都有自己独特的表面受体，能够结合特定的抗原（在各种细菌、病毒、真菌或化学品上发现的表面标记）。如果一个B细胞跟这些抗原遭遇并相互结合，它基本上就能在T细胞的帮助下吞噬异物并将其分解成新的受体，然后将这些受体标记在自身表面。接着，这些B细胞会产生自己的克隆（记忆B细胞），每个都带有相同的关键表面受体。一些B细胞还会转变为所谓的

"浆细胞"（plasma cell），它能把抗体泵入血液，这些抗体能标记特定的抗原并实施攻击。与表面受体一样，这些抗体能够与首先启动这一系列事件的特定抗原结合。总的来说，免疫系统能够让身体了解潜在的外来威胁，从而在下次遇到时更好地防范。

T细胞是适应性免疫的另一个重要组成部分。在人的一生中，T细胞中角色会发生变化。在生命早期，免疫系统的重点在于发展免疫力，而到免疫力基本稳定的成年后，T细胞的作用就转向了维持平衡，调节身体对常见危险的反应，并对异常细胞（如癌细胞）进行监视。T细胞可分为不同的类型。顾名思义，辅助T细胞起辅助作用。它们不仅能帮助B细胞整合病原体的信息并产生抗体，还能增强各种免疫细胞摧毁病原体的能力。相反，细胞毒性T细胞（cytotoxic T cell）的工作则是在被病毒感染的身体细胞复制之前将其杀死，同时也会清除已经癌变或永久损坏的细胞。

总的来说，免疫系统是一个惊人的工程壮举，但随着时间的推移，它开始失效。随着细胞因子的激活程序变得紊乱，炎症也会不断加剧。这会引起身体对病原体的过度反应，正如我们在新型冠状病毒引发的细胞因子风暴中见到的那样。就像战争期间发生的无辜平民伤亡或基础设施毁坏一样，细胞和支持性组织结构也会卷入战火。先天性免疫反应失调的另一个问题在于，即便不存在威胁，它也会长期处于激活状态。衰老往往与慢性的低烈度炎症相关。虽然体内并未发生全面战役，但类似于军事占领的事情可能时刻都在发生。这种慢性炎症实际上是免疫系统老化的最大帮凶，它可能让人患上各种疾病，包括癌症、糖尿病、心脏病和风湿性关节炎等。适应性免疫系统也逐步失效。位于胸骨后侧的胸腺是个专门的淋巴器官，能产生适应性免疫反应的关键物质——初始T细胞，它也会随年龄的增长而急剧萎缩。这种变化被称为胸腺退化（thymus involution），被认为是随年龄增长而发生的免疫监视功能下降，以及与衰老相关的传染病和癌症风险增加的主要原因。B细胞也会随年龄增长而丧失功能，从而让疫苗在老年人身上的有效性降低，同时还会增加自体免疫的倾向。

幸运的是，如果要对抗这些与年龄相关的免疫系统功能变化，运动能发挥十分重要的作用。运动可以激活大量免疫反应，从总体上降低炎症。许多研究表明，有氧运动和力量训练都能减少血液、肌肉和脂肪细胞中的炎症特征。胸腺似乎也对运动有反应。正如一项针对一百多名50~80岁的长距离自行车运动员的研究表明的，体育运动可以促进胸腺的分泌。值得注意的是，他们发现这些人能够保持与20岁的人相当的T细胞生产水平。

这个观察（其他许多观察）结果可能解释了体育运动能保护人们免于癌症和感染的原因。体育运动似乎也能促进老年人的疫苗反应。在65岁及以上的人群中，很大一部分对疫苗——比如每年的流感疫苗没有反应。这意味着，即便老人接种了疫苗，他们的身体也不会启动抗体反应，结果还是容易感染。这就造成了一个重大困境，因为如果这些人发生了流感病毒之类的感染，往往也最容易出现严重的并发症。出于这个原因，65岁以上人群的疫苗成分通常会有所变化，比如剂量更高或者加入一种被称为"MF59佐剂"的添加剂，从而引发更强的免疫反应。[1]然而，运动也能帮助老年人对疫苗产生适当的反应。研究表明，与那些久坐不动的人相比，经常参加体育运动的老年人在接种流感疫苗后检测到的抗体水平更高。

运动和大脑

虽然免疫系统对运动的反应带来了一些直接的健康益处，但炎症的减少和免疫力的提升也会影响身体的其他系统，其中之一就是大脑。大脑中的炎症被认为会引发神经退化，并增加阿尔茨海默病的风险。被称为"小胶质细胞"（大脑的免疫细胞）和"星形胶质细胞"（大脑的支持细胞）的两种关键脑细胞具有随年龄增长而长期处于"激活"状态的倾向。这种情况触发了促炎症细胞因子的表达，并导致持续的神经炎症。这种有毒的环境导致了神经元功能和结构的损伤。神经炎症也被认为加剧了脑部斑块的积累，斑块是阿尔茨海默病的主要标志之一。

一种理论认为，与大脑老化有关的另一个有趣的免疫联系是，阿尔茨海默病可能是由病菌引起的。这个观点是几十年前提出的，长期以来被从事该领域研究的科研权威所忽视，但最

1　K. Lindert et al., "Cumulative Clinical Experience with MF59-Adjuvanted Trivalent Seasonal Influenza Vaccine in Young Children and Adults 65 Years of Age and Older," International Journal of Infectious Diseases 85s (August 2019): S10-17.

近却有望成为一种被证实的可能性。观察成千上万的逝者大脑样本后，研究人员开始注意到一个有趣的模式：阿尔茨海默病患者的大脑更有可能被病毒感染，特别是单纯疱疹病毒1（又称口腔疱疹）。但是，一种大部分时间处于休眠状态，并且已知会感染口腔黏膜的病毒又是如何在我们的大脑中被激活的？答案是：老化的免疫系统。

然而，也许运动如何影响大脑的最引人注目的证明之一是，加州大学旧金山分校的索尔·维利达博士（Dr. Saul Villeda）的小组于2020年发表在《科学》上的一篇论文。该研究小组没有让小鼠锻炼，然后直接评估运动对其大脑的影响，而是将锻炼过的小鼠的血液注射到没有锻炼过的老年小鼠身上，然后观察结果。[1]他们发现，这一过程改善了小鼠的海马体的功能——海马体是学习和记忆的关键区域。这个试验的预设基于这样的想法：运动会促进有利于整个身体（包括大脑）的因子释放到血液中。因此，即使小鼠本身没有锻炼，提供这些因子也能模拟出仿佛它们在锻炼的有益效果。通过这项研究，科学家们还能够确定可能导致这一惊人发现的具体因子。其中一个因子被称为"Gpld1"，由肝脏在身体运动时表达。该研究团队表明，为老龄小鼠注入"Gpld1"可以改善它们的认知能力。他们还发现，健康、活跃的老年人的血液中的"Gpld1"水平更高。

1　A. M. Horowitz et al., "Blood Factors Transfer Beneficial Effects of Exercise on Neurogenesis and Cognition to the Aged Brain," Science 369, no. 6500 (July 2020): 167-173.

永远不会太晚

虽然像这样的突破表明，也许有一天我们将能够通过注入类似"Gpld1"这样的因子来重现锻炼的好处，但现在，锻炼仍然是"市场上"最好的抗衰老干预措施之一。即使对最虚弱的人也是如此。虽然当我们想到健身和健康时，养老院有氧运动课的形象可能不是首先映入我们脑海的画面，但科学研究表明，运动并不是年轻、健康人群的专属。相反，似乎没有哪个年龄段的人的运动风险超过了好处。对于许多体弱的老年人来说，运动往往被视为危险的事情。体弱的人往往担心运动可能导致跌倒或受伤。许多人认为自己或被别人认为过于虚弱，无法参加有意义的体育活动，或者无法想象他们有能力参与的体育活动会对他们的病痛产生任何明显的好处。然而，查看数据时，我们发现事实恰恰相反。

随着年龄的增长，导致身体虚弱的一个主要因素被称为"肌少症"（sarcopenia）。[1]它指的是随着年龄的增长，骨骼肌肉质量和力量的逐渐丧失，被认为是人在晚年遭受的许多身体损伤的直接原因。肌少症是我们所说的"多因素老年病"，因为它源于多种与年龄有关的变化，这些变化反映了激素水平的改变、神经功能的下降、炎症的增加，胰岛素抵抗和葡萄糖不耐

1　S. S. Y. Yeung et al., "Sarcopenia and Its Association with Falls and Fractures in Older Adults: A Systematic Review and Meta-Analysis," Journal of Cachexia, Sarcopenia and Muscle 10, no. 3 (June 2019): 485-500.

受，以及肌肉中脂肪浸润的加重倾向。肌少症也是老年人的一个主要风险因素，大大增加了跌倒和骨折的可能性。这反过来又会增加人们住院甚至死亡的可能性。然而，虽然肌少症的驱动因素很多，但目前只有两种干预措施能够可靠地应对这些变化：饮食和——你猜对了——运动！

过去的几十年里，科研人员对身体虚弱的人（多数患有肌少症）进行的临床试验反复证明了有氧和力量/阻力训练的好处。各种小型干预研究表明，受控的耐力训练（通常为室内骑自行车或步行的形式）可以提高最大摄氧量，这个指标反映了心血管和肺部健康，它本身是未来健康风险的有力预测因素。耐力训练还有助于增加四肢的肌肉质量，抵消了衰老对肌肉疏松症的影响。毫不奇怪，阻力训练似乎也能在实质上改善体弱老人的肌肉状况。一项随机对照试验表明，在养老院生活的体弱老人（通常被认为是最脆弱的人群）中，十周的阻力运动训练让他们的肌肉力量增加了113%；[1]作为身体和认知功能指标的步行速度增加了11.8%；反映肌肉力量的爬楼梯力量增加了28.4%；作为肌少症直接衡量指标的大腿肌肉质量增加了2.7%。最后，该研究的作者得出结论，阻力运动训练是一种可行和建设性的手段，可以抵消与年龄有关的肌肉质量和力量的下降趋势，甚至可以改善年老体弱的人的身体功能。

除了"肌少症"之外，另一个随年龄增长而威胁到我们独

1 R. Bross, M. Javanbakht, and S. Bhasin, "Anabolic Interventions for Aging-Associated Sarcopenia," Journal of Clinical Endocrinology & Metabolism 84, no. 10 (October 1999): 3420-3430.

立生活能力的退行性疾病是骨质疏松症。骨质疏松症是指与年龄有关的骨密度损失，其特点是骨骼多孔、易碎。因此，骨质疏松症会大大增加随年龄增长而发生骨折的风险。像我们身体的许多其他部分一样，骨骼是一种活的组织，会不断被分解和替换，骨骼过度分解、流失的骨骼无法被替换或两者兼有的情况下就可能发生骨质疏松。对大多数人来说，骨量在30岁左右达到高峰。随着年龄的增长，身体生成新骨的能力往往不能跟上分解的步伐，于是人的年纪越大，骨密度越低。

随着年龄的增长，人体内荷尔蒙的变化会进一步加剧骨质流失，特别是对女性而言，绝经后雌激素水平的下降被认为是骨质疏松症加重的重要因素之一。出于这个原因，激素替代疗法经常被用来对抗绝经后的骨质疏松风险。许多这类疗法已被证明可以改善骨转换率，帮助保持骨骼矿物质密度，减少脊柱和髋部骨折的风险。但激素替代疗法并非没有风险。对一些妇女来说，药物剂量或治疗时间达到一定程度，患上乳腺癌的可能性就会陡增。还有其他治疗骨质疏松症的药物，虽然它们已经成功地帮助了许多患有这种衰弱疾病的人，但像其他许多药物一样，它们往往伴随着有害的副作用。因此，通过行为干预（如运动）来减轻骨密度损失被认为是一种理想的非药物干预（通常作为药物治疗的辅助）。

对于患有骨质疏松症的人来说，每周多次的常规运动可以大大减缓或防止骨骼退化的速度。医生推荐的最常见的运动方式之一是力量训练或阻力运动，事实上，世界卫生组织（WHO）建议65岁以上的人每周至少有两天要采取强化肌肉的运动。包括使用自由重量训练器材、健身带、负重机、健身实心球的运动，或采取其他形式的阻力训练，而针对臀部和脊柱等部位的大肌群训练可能特别有利。虽然强度应该根据个人的能力和安全考虑而有所不同，但高机械负荷（举起或拉动身体80%至85%最大负重能力）可以刺激骨骼重塑。这些活动也会提高肌肉质量和力量，从而提高稳定性并减少跌倒的可能性。

理想的运动处方

虽然所有这些数据都证实了运动的好处，但当我们试图评估自己应该做什么类型的运动，以及多少运动量才能获得最大好处时，这些数字可能会令人困惑。正如本章所提到的，体育活动可以采取许多不同的形式，我们甚至不必拘泥于力量训练和有氧运动的区分。即使两种运动的结合可能提供最大的好处，但如果要抵消生理衰老的各种表现，依旧是你的目标决定了运动种类的选择。虽然举重的阻力训练可能更适合担心骨骼和肌肉健康下降的人，但像跑步、骑自行车和游泳这样的有氧运动对提升最大摄氧量等更有好处。相应地，并不总是存在最佳的运动量和运动强度。

一般来说，身体在运动过程中出现的具体适应和反应会因运动时间、强度、体力和初始健康水平等因素而有所不同。此外，由于运动的好处来自适应，这也意味着它们可能是短暂的。与热量控制一样，如果你想看到长期的效果，就一定要坚持运动。人如果长期不运动，也就是通常所说的"脱离训练"

(detraining)，则会失去曾经获得的许多好处。虽然在年轻时积极运动是很好的，比如在高中或大学时就是运动员，但人不应满足于年轻时的成绩。过去的运动可能被证明在短期内是有益的，但要有效减缓衰老可能需要终生运动。最后，重要的是找到你可以长期坚持的运动。虽然在高中同学聚会、婚礼或其他一些期待的日子来临之前，每天去健身房锻炼一小时可能是个权宜之计，但每个人都需要评估他们在日常生活的各种限制下，是否还能养成运动的习惯。

对我们许多人来说，决定我们是否能定期锻炼的最大因素是时间。由于许多职场人士要兼顾长时间的家庭事务，要他们腾出额外的一小时或更多的时间可能是个挑战。即使在白天有一段休息时间，但许多人此时都很疲惫，可能最不想做的就是去健身房长时间挥汗锻炼。幸运的是，越来越多的证据表明，最佳的运动所需的时间不超过30分钟。更重要的是，你可以在家里锻炼，不需要花哨的设备，不用接受别人挑剔的眼光，也不需要来回三十分钟车程去当地的健身中心。这就是所谓的"高强度间歇训练"（或称HIIT）。2017年，梅奥诊所的一项研究表明，三个月的高强度间歇训练就足以大幅提高最大摄氧量。[1]它还能增强肌肉中线粒体的功能，改善胰岛素的敏感性。

一般来说，高强度间歇训练结合了有氧运动和负重运动，其特点是高强度、短时间。如果你熟悉运动动作，想想波比跳

1　M. M. Robinson et al., "Enhanced Protein Translation Underlies Improved Metabolic and Physical Adaptations to Different Exercise Training Modes in Young and Old Humans," Cell Metabolism 25, no. 3 (March 2017): 581-592.

就能略知一二。在大约30分钟的训练中，单项动作都只需做30秒到1分半钟。重点是每个动作都要全力以赴。因此，高强度间歇训练与传统的有氧运动非常不同，比如在跑步机上跑30分钟，这种锻炼的心率可能在最大值的50%至70%。而在高强度间歇训练中，人的心率通常会在短时间内达到最大值的90%，然后在中间短暂的休息时间回落到最大心率的60%左右。在许多方面，休息时间与训练时间一样重要。它使你能够在两次训练的间隙达到热量输出最大值，并帮助你的身体学会更快恢复，迫使你的系统适应压力和休息之间的来回切换。还记得荷尔蒙效应吗（低强度的压力带来的有益生理效应）？高强度间歇训练是它的一个完美例子。高强度间歇训练有助于发展一种适应性的压力反应。处于高强度训练的间歇期时，身体暂时脱离了平衡状态（身体的平衡状态由特定的温度范围、心率、化学水平等定义）。然后，你的身体需要通过所谓的"稳态应变"（allostasis）来适应这种扰动，这是身体努力恢复平衡或体内稳态而产生的生理反应。你让身体系统失去平衡，它就会做出反应以恢复平衡（平衡、压力源、稳态应变、恢复体内稳态）。随着时间的推移，这些压力和反应的循环将使你的身体变得更强大和更有韧性，因为它已经准备好抵消和适应短暂偏离正常的状态。肌肉纤维重新变粗变密，线粒体更有效地产生可用的能量，而炎症水平等也随之降低。

　　鉴于像高强度间歇训练这样的运动所引起的生理压力有助于塑造一个更强壮的身体，从而能够更好地应对每天不可避免都会遇到的威胁，人们可能认为运动越多越好。有趣的是，数据表明并非如此。这是因为激素只有在短暂的——或我们称之为"急性压力"的作用下才起作用。反之——慢性或长期压力——实际上是有害的。根据《韦氏大辞典》,荷尔蒙效应被定义为"一种药物剂量——反应关系的推测现象,在中高剂量下产生有害生理效应的东西可能在低剂量下产生有益效应"。基本上,运动对我们的身体是一种压力——它导致肌肉分解,给我们的心血管系统带来压力,需要我们的线粒体输出巨大的能量,甚至挑战身体调节温度和散热的综合能力。当压力处于可控状态,我们的身体就会变得更强壮。然而,压力过大或持续时间过长时,代价就会超过收益。因为此时出现了太多需要修复的损害,身体也没有足够的时间在压力出现的间歇做出反应。

好事过头了?

那么,我们要从何处寻找快乐,又如何知道快乐过头了?尽管难以对此开展临床研究,但我们可以比较优秀运动员、超级马拉松运动员和普通运动员之间的衰老和长寿趋势。我们在比较中能看到,某些运动(如跑步)和健康之间存在凹形关系。[1]这意味着健康风险(心血管疾病、糖尿病甚至癌症)对久坐的人来说是最高的,他们就是所谓的"电视虫"(couch potato)。对经常跑中等距离(比如一周五天共计跑80公里左

---

[1] A. Merghani, A. Malhotra, and S. Sharma, "The U-Shaped Relationship Between Exercise and Cardiac Morbidity," Trends in Cardiovascular Medicine 26, no. 3 (April 2016): 232-240.

右）的人来说，这些风险会下降，但随着跑步距离逐渐上升到通常认为的极端水平，健康风险又会陡升。根据相关数据，与"普通"跑步者相比，超马选手的健康期和寿命长度似乎有所下降。从根本上讲，存在一个可得出最大健康收益的最佳点，这对我们这些已经成家的职场打工人来说是个好消息，因为这些人没办法每天腾出几个半小时来享受跑步的快乐。

综上所述，就像金发姑娘一样，我们需要弄清楚何种类型的运动，以及多少运动量是"恰到好处"的。然而，就像饮食一样，这说起来容易做起来难。对我来说可能"恰到好处"，对你来说可能就不是如此。一种可能的做法是，我们每个人都以不同的压力承受初始值为开端，再慢慢增加。对一个人的身体显得适度的压力，另一个人的身体可能无法承受。基本上，运动应该与个人目前的能力相符，我们每个人都应该循序渐进，直到找到自己理想的最佳点，无论是每周跑四次五公里，参加普拉提课程，还是每天在小区周围散步，或者各种运动相互结合都可以。

与饮食类似，在某种程度上，最适合你的运动类型和运动量可能也取决于你的个人特征，比如遗传、经验、健康状况、人口统计特征、想要达到的目标以及跟你的生活方式的匹配度等。例如，即便科学告诉你高强度间歇训练可能最有利于你的健康，但唯一跟你的生活习惯匹配的是每周在椭圆机上锻炼三次，那就照做。最后，为了对我们日常运动安排做出优化，从而产生最佳的健康收益，我们也需要完善的健康和衰老指标（或生物标志物），比如生理年龄等。如今已有的生物标志物已经是强大的工具，可以让人看到潜在的生理变化和健康状况，未来，我们可以从这些测试中获得更多的信息。

我们还应记住，理想的运动类型和运动时间可能在整体上不适合你。锻炼不一定要剧烈或持久才会有净收益。实际上，许多研究表明，每天只需步行半小时，就足以改善心血管健康、保持肌肉质量和增强骨骼健康。步行就很好，因为它的门槛很低。它是免费的，不需要特定的专业知识，不会令人生畏，除了一双鞋，不需要其他特殊的装备。更重要的是，我们可以跟朋友、家人或宠物一起步行，某些情况下，我们还可以趁机到野外冒险，但要花点时间了解大自然。

在加州长大的我最喜欢的回忆是跟家人在圣苏珊娜山（Santa Susana Mountains）远足。加州的丘陵地形有助于提升心率、刺激肌肉。与所爱之人在一起的时光让我珍藏至今的回忆历久弥新。沉浸在加州令人赞叹的风景里，我对大自然，也对所有生物之间的联系产生了好奇。说实话，这些经历于我而言是如此珍贵，甚至我依然记得在大学入学论文中提到了它们。这就是问题的关键——运动不应该是一件苦差事，而应该是令人愉悦的。关键是要找到你喜欢做的事情，无论是在基督教青年会打篮球，还是遛狗、跟朋友一起做普拉提，或者跟孩子一起骑自行车等。正如米歇尔·奥巴马（Michelle Obama）在竞选时呼吁的，"行动起来吧"。这些天，我每周的锻炼方式是骑马，目前我每周骑五次。虽然我在成长过程中一直是一个跑步者和运动员，但成年后，特别是在当了母亲后，我发现越来越难保持每天跑步、上健身课或在客厅跟着视频运动的习惯了。尽管仍不时地保持这些习惯，但我已经更多把运动当作消遣而非单纯的药物。

第九章

休息和放松

饮食和运动是健康行为的国王和王后。但其他一些行为可以定义健康或不健康的生活方式。虽然我不会讨论像吸烟这种毫无争议对健康有害的事情，但像睡眠、压力和社会经济状况等也被证明对衰老、预期寿命和总体健康有着深刻影响。

睡眠的力量

每当我批判性地审视自己的生活方式，以确定哪些方面有待改进时，反复出现的事项就是睡眠。与许多忙碌的专业人士一样，我总是发现每天的时间不够用。因为工作、家庭责任和爱好，我经常会赶工到深夜，但第二天一早闹钟就把我叫醒了。即使我在合适的时间上床睡觉，也常常会在床上琢磨第二天的日程安排，或者专心思考突然出现在脑海里令人兴奋的研究问题。可以说，我晚上的睡眠时间很少超过7个小时，达到这个数已实属幸运了。

我意识到，这可能对我的健康产生负面影响，因此我也一直在努力解决这个问题。就像我们之前讨论过的其他健康行为一样，睡眠会影响你的身体系统的运转。不过，有一个系统特别容易受到睡眠的影响：神经系统，具体来说就是大脑。为了理解这一点，也许我们应该先讨论身体为何会进化出睡眠机制。

我们人类一生有超过1/4到1/3的时间是在睡眠中度过的。

如果你有幸活到一百岁，那你总共睡了25到30年。更重要的是，不睡觉会要命。研究表明，啮齿动物连续两周睡眠不足就会死亡。

证明睡眠重要性的另一个（也许是自相矛盾的）证据是，睡眠是危险的，或至少对早期人类和野外的多数动物而言是危险的。人在睡觉时会变得很脆弱。你的感官迟钝了，大脑从很多角度讲处于"离线"状态。你突然变得很容易被饥饿的捕食者捕获。如果睡眠在我们的健康和进化中没有发挥关键作用，这种特性就不会被选择。

那么，睡眠有什么重要意义呢？在我们闭上的眼睛后发生了什么，它对我们的健康会产生什么深刻影响，从而抵消它所带来的风险？虽然事实上没人真正知道这些问题的答案，但科学已经开始揭开睡觉时发生的一些生理变化，其中许多都让人印象深刻。

跟多数父母一样，我发现要说服一个五岁孩子去睡觉真是太难了。她想玩，想聊天。尽管一小时前才说自己吃太饱要下桌，转眼就变得又饿又渴，还在今晚第六次说要上厕所。大约一年前，我决心以不同的方式向她解释人为什么要睡觉。我不会告诉她，这是因为我需要时间工作，或者压根儿就是我想要属于自己的时间。我会告诉她，这是因为睡眠有助于"清洁她的大脑"。虽然这种策略并非万无一失，但它每晚的确都会起作用。实际上，有些早晨她甚至担心我是否有足够的睡眠清洁我肮脏的大脑。幸运的是，我的女儿继承了我的 A 型血倾向，但肮脏的大脑的想法却不是随便说说。我向她解释，当她睡觉的时候，她的身体实际上在清理前一天积累在大脑中的所有脏东西。虽然这听上去很傻，但实际上却是建立在关于睡眠的神经科学研究的新证据之上。

睡眠时的身体变化

我们的骨髓里有一种名为"脑脊液"（cerebrospinal fluid，简称CSF）的透明液体。脑脊液与血液中的血浆很相似，只是它包含的蛋白质要少得多（约为血浆的0.3%）。脑脊液中也几乎不包含细胞，这意味着其中不会发现任何红细胞，而白细胞含量极低。脑脊液在大脑中有很多作用。例如，它能保持大脑的浮力。如果不是悬浮在液态的脑脊液中，我们大脑自身的质量就足以切断血液供应，从而造成巨大的损伤。同样，脑脊液也为大脑受到撞击时提供了缓冲，而且像血液一样，脑脊液有助于大脑周围的营养和其他物质的运输。但脑脊液最吸引人的作用是它能在人的特定睡眠阶段清除大脑中的废物或受损因子。

总的来说，存在两种主要的睡眠类型——快速眼动睡眠（REM）和非快速眼动睡眠（non-REM）。我们的身体在夜里睡眠时会先经历三个非快速眼动睡眠周期，接着是一个快速眼动睡眠周期。这些眼动周期各持续90分钟左右，这意味着你在任何一个晚上正常入眠都会经历四到六个眼动周期。（附记：新生儿的睡眠周期往往只持续40分钟，他们无法自行在各周期之间顺利地转换，这可能会导致新手父母也睡不好觉。）

睡眠周期总是从第一阶段的非快速眼动睡眠开始，正如人们认为的那样，这个阶段的特点是清醒和睡眠之间的过渡期。整个身体在这个阶段开始放松；但由于这个阶段的睡眠很浅，很容易被噪声或响动打断。第一阶段结束的几分钟后，身体会进入睡眠的第二阶段，此时一切都变慢了。如果你把一整晚每个睡眠周期的时间加总起来，会发现这个阶段在每个周期出现的频率最高。在这个阶段，体温开始下降、心率降低，肌肉放松，呼吸变浅，大脑活动随之减弱。

第二阶段持续20~40分钟后，我们会逐步过渡到第三阶段，也即所谓的深度睡眠期。在深度睡眠阶段，身体会进一步放松，进入"离线"状态。因此，深入睡眠期的人会更难以唤醒。大脑活动在这个阶段也会发生变化。我们大脑中的神经元通过电脉冲相互交流，而深度睡眠期的脉冲频率有所不同，以短波活动模式表示为：1.5~4赫兹。在前半夜，人花在第三阶段的时间会比较多。

随着后半夜逐渐向早晨过渡，第三阶段会变得越来越短。相反，作为最后一个阶段的快速眼动睡眠会在最初几个周期切换时被打断，仅持续10~20分钟。然而，在随后的每个睡眠周期里，快速眼动睡眠的时间会逐渐变长，并最终可能在临近早晨时占据睡眠周期的大部分时间。快速眼动睡眠被认为是睡眠的活跃形式，此时会出现生动的梦境。身体会暂时处于麻痹状态，以防止做出梦中的举动，但你的眼睛开始快速转动，这个阶段也因此得名。此时的大脑活动更接近清醒时的状况，心率和血压也更接近正常水平。

快速眼动睡眠和非快速眼动睡眠似乎对巩固记忆都很重要。它们有助于确保白天中的重要记忆转变为长期记忆，而无关紧要的记忆则被丢在一边。然而，这两种形式的睡眠也被认为对健康起到了特定的作用。总的来说，快速眼动睡眠在改善心理和情绪健康方面发挥着重要作用。虽然不清楚快速眼动睡眠的好处是做梦的直接影响或者因为其他原因，但研究表明，这个阶段有助于缓解压力。其他研究还表明，快速眼动睡眠时间越长，越有助于抑制创伤后应激障碍（PTSD）患者的负面反应。另有研究表明，创伤事件发生的前一天晚上经历过更多的快速眼动睡眠会降低创伤的痛苦。快速眼动睡眠似乎也能提高情商，它能帮助我们判断面部表情、感受情绪，以及处理这些外部刺激——毫不奇怪，缺乏快速眼动睡眠会让人在第二天感到烦躁。由于快速眼动睡眠对情绪和精神健康的影响，一些研究人员把这一阶段的睡眠比作夜间的治疗时间。

相比之下，在恢复体能和精力方面，深度睡眠似乎起到了主要作用。深度睡眠也被称为恢复性睡眠，在这个阶段，肌肉会自我修复，皮肤中的胶原蛋白会被替换，胰岛素和葡萄糖水平会恢复稳定。非必要的身体进程在这个阶段也会减缓，从而让能量被用于身体的维护上。近年来，科学家发现了深度睡眠影响人体健康的新奇方式。其中之一就是上文提到的大脑清洁。值得注意的是，新出现的证据表明，清理大脑中的废物的过程由短波（名为"德尔塔波"）振荡驱动，这个过程发生于深度睡眠阶段。尽管我们在一个多世纪之前就发现了德尔塔波，但现在才知道它们是如何清除大脑中的废物的。

睡眠和大脑恢复

在睡眠而非清醒状态下，我们可以观察到大量脑脊液波冲刷着我们的大脑。通过把脑电图（EEG）与功能磁共振成像（fMRI）技术结合，波士顿大学和哈佛大学的一个联合科研小组同时观察到了血液、脑脊液和脑电波的活动。他们发现德尔塔波的振荡与脑脊液膨胀同时发生。[1] 缓慢波动的脑电活动周期性地改变着流经血管的流量。血管收缩时，就为脑脊液填充脑室和环绕脑物质的蛛网膜下腔腾出了空间。与血液不同，脑脊液还可以直接流入脑组织，在被吸收回血管之前清洗脑细胞，然后经由血管离开神经系统。更重要的是，流经我们的脊髓和脑腔的脑脊髓每八小时替换一次，就好比身体会用干净的洗澡水洗掉新产生的垃圾一样。

自从脑脊液这个奇特的功能被发现以来，科学家们一直在想，我们大脑的沐浴是否对阿尔茨海默病等神经退行性疾病有影响。如前所述，阿尔茨海默病患者的大脑中积累了"淀粉样β斑块"和"神经纤维缠绕"。[2] 一种假设认为，脑脊液会积极清除大脑中潜在的有毒因子，这种能力因深度睡眠期间发生的

1　N. E. Fultz et al., "Coupled Electrophysiological, Hemodynamic, and Cerebrospinal Fluid Oscillations in Human Sleep," Science 366, no. 6465 (November 2019): 628-631.

2　A. Serrano-Pozo et al., "Neuropathological Alterations in Alzheimer Disease," Cold Spring Harbor Perspectives in Medicine 1, no. 1 (September 2011).

德尔塔波振荡而进一步加强。虽然睡眠障碍是阿尔茨海默病患者的常见抱怨，但越来越多的数据表明，睡眠问题不单单是神经变性（neurodegeneration）疾病的症状。它实际上能加重病情。研究显示，扰乱睡眠或刺激控制唤醒机制的兴奋性神经元会加速小鼠体内各种阿尔茨海默病标志物的累积。同样，睡眠不足似乎也对人有同样的影响。如果老年疾病——比如认知方面的疾病造成了睡眠障碍，这反过来又会进一步加重神经退行性衰退，从而导致复合效应。

睡多久合适？

尽管存在鸡生蛋蛋生鸡的问题，但很明显，睡眠（尤其是非快速眼动的深度睡眠）对我们年老时的健康起着关键作用。但也不是说睡得越多越好。就像运动一样，睡眠时间和健康结果之间呈 U 形联系。最佳睡眠时间往往是每晚 7 小时左右。科研人员对近 140 万人的 16 项单独研究的睡眠数据做了分析，结果显示，睡眠时间短（即每晚少于 5 小时）与寿命缩短有关。实际上，此项分析还表明，睡眠时间越长死亡风险越大。更重要的是，睡眠时间越长，死亡风险增加越多，即，那些平均睡眠时间超过 8 小时的人风险只是略有增加，超过 9 小时的人风险增加更多，而 10 小时或以上的人增加的风险最大。这个趋势似乎适用于任何年龄、性别或社会经济地位的人。

与许多观察性研究或流行病学研究一样，这种关联无法明确证明缺乏睡眠或睡眠过多会减少预期寿命。这种联系孰因孰果尚未证实。许多疾病——如抑郁症、甲状腺问题、心脏病和睡眠呼吸暂停等都会导致过度睡眠。在这些情况下，我们尚不清楚是疾病本身增加了死亡风险，还是过度睡眠导致了这个结果。让情况变得更加复杂的是，许多科学家认为，重要的不一定是睡眠时间，而是睡眠质量。

我的朋友朱莉娅对待睡眠的态度是认真的。她做的一切都是正确的。朱莉娅每天都会在户外享受阳光。她会在晚上九点关电脑，并限制看电视和玩手机的时间，从而减少夜晚暴露在蓝光中的时间。她从不在下午两点后喝咖啡，不在晚餐后吃任何零食，晚上还会把卧室的恒温器调至18摄氏度以利于休息。晚上10点一到，她会迅速上床，享受半小时到一小时的有声读物，然后在音响设备发出的海浪声中入眠。每天早晨六点，她会被日出闹钟唤醒，卧室里充满了黎明时宜人的人造阳光。

听上去很美好，对吗？其实不然。很遗憾，朱莉娅认为必须遵循这些精心设计的正确睡眠仪式，因为她的睡眠并不理想。作为一个小孩子的母亲，她经常被吵醒，而且很难再次入眠。更糟的是，朱莉娅的伴侣是她所谓的"一级打鼾者"。就在她又要睡着时，一个响亮的鼾声又会把她吵醒。这种情况往往会持续几个小时，随着黎明将近，朱莉娅因为一宿无眠而越发毛躁。她不仅会在早餐时感到疲惫和烦躁，而且作为一名公共卫生研究人员，她知道睡眠不足会影响健康。

数量与质量

我们又回到了不同睡眠阶段的相对重要性上了。醒来后，哪怕已经睡够了七八个小时，但深度睡眠和快速眼动睡眠的结束也会让人感觉睡眠不足。这是因为每次你彻底醒来的过程都是从大脑开始，这就导致深度睡眠时间下降。研究人员在两项关于睡眠和健康之间联系的研究中发现，与睡眠时间相比，睡眠质量与情绪、疲劳和抑郁的关系更紧密。此外，我还在2018年参与了一项考察表观遗传衰老和睡眠联系的研究。

研究成果的主要作者朱迪思·卡罗尔（Judith Carroll）博士发现，睡眠时间的差异与我们的衰老状况没有联系。无论参与者报告的平均睡眠时间为5小时还是9小时，他们在表观遗传上的衰老状况似乎是类似的。然而，我们的确也发现了重大差异，它们与卡罗尔博士定义的"失眠症状"有关。这些症状指的是频繁的烦躁不安、半夜醒来、难以再度入眠和过早醒来等。失眠症状越多，女性在表观遗传学上就显得越老，无论其时序年龄是多少。此外，报告有失眠症状的妇女的免疫力似乎也较差。需要注意的是，跟睡眠时间和健康的关系类似，我们无法在这项研究中得出明确的结论，到底是睡眠障碍加速了衰老，还是快速衰老影响了睡眠。实际上，后一个联系具有科学意义，因为睡眠问题可能是身体内部时钟中断的信号。

我们每个人体内都有一个被称为"昼夜节律"（circadian rhythm）的内部时钟，它在调节各种生理功能的周期模式方面发挥着关键作用。昼夜节律是我们身体保持时间节奏的方式。昼夜节律是一个二十四小时的时钟，它决定了诸如睡眠、醒来、每天的荷尔蒙释放、体温的变化、细胞的再生和转换，甚至代谢等过程。由于这种生物钟对我们身体的几乎每一种生理功能都会产生影响，因此昼夜节律周期的紊乱会对健康产生重大影响。

科学家们认为，类似的昼夜节律时钟几乎在所有生物体中都存在，包括其他动物、微生物甚至植物等。这着实让人惊叹，想象一下，对我们来说的24小时对其他物种就是一生。人们认为，昼夜节律是地质现象演变的结果，因为它是根据地球运动而发生的环境变化——主要是光的变化而调整的。基本上，生物系统演化出了一种非凡的技术，将时间作为追踪地球自转（即天数）的函数。与使用齿轮、传动装置和弹簧来计算时间的机械时钟相比，我们的生物钟由特定基因表达的振荡变化调节。这个计时器的核心是两个基因，一个被恰当地命名为时钟基因（circadian locomotor output cycles kaput，即昼夜节律运动输出周期因子），另一个是脑和肌肉芳烃受体核转位蛋白1（简称BMAL1）。[1]这两个基因的表达对表观基因组产生了影响，共同引起了昼夜节律中观察到的永久周期变化。通过修改表观遗传图谱，这些因子改变了各种基因成分的开关状态，从而促进了昼夜节律中观察到的振荡。

1 E. D. Buhr and J. S. Takahashi, "Molecular Components of the Mammalian Circadian Clock," Handbook of Experimental Pharmacology 217 (September 2013): 23-27.

　　另一个被证明对这个过程至关重要的基因是SIRT1。这一点值得注意，因为SIRT1是一个名为SIR2基因的人类版本。正如我在前面提到的，瓜伦特博士与两位年轻同事（凯伯莱茵和麦克维）的研究表明，超表达SIR2会启动抗衰老机制，从而延长酵母70%的寿命。除了瓜伦特博士的实验室开展的研究以外，辛克莱博士和其他研究者在同一时期开展的大量研究进一步证明了SIR2对调节表观基因组，以及在酵母细胞的副本中维持基因组稳定的重要性。虽然你有十足的理由认为人类和酵母细胞十分不同，但一些数据表明，SIR2/SIRT1对生命进化的影响可能是保守的[1]。这意味着SIR2调节酵母细胞寿命的路径也可能适用于人类寿命的调节。甚至一些研究人员已经证明，小鼠身上的SIRT1在轻微上调表达后可以减轻其受癌症、衰老、氧化压力和基因损伤困扰的程度。

　　一些科学家还认为，SIRT1表达的变化是热量控制产生有益结果的原因。基本上，他们是在说除非热量控制促进了SIRT1的表达，否则不会增加寿命。因此，如果没有SIRT1的高表达，单纯的饥饿也不会延长寿命。虽然相关研究领域对SIRT1超表达的真实效果尚存争议，但SIRT1已经被证明是我们组织中一个主要的代谢传感器。在环境的作用下，SIRT1表达的改变可以引起表观遗传的变化，从而改变组织的生理进程，比如应激反应、能量代谢、脂肪组织的重塑和炎症等。

　　SIRT1也为衰老、新陈代谢和睡眠之间建立了一个令人兴

1　译注：即在生命繁殖过程中不容易出现变异。

命的联系。科学家们已经用遗传或药物干预等方式表明，除了上述过程外，抑制 SIRT1 的表达会扰乱生物的昼夜节律。不幸的是，SIRT1 功能的下降会随年龄增长自然发生，这可能解释了人体随年纪增长而发生的一些昼夜节律障碍。SIRT1 功能的下降是由于生物可用的"烟酰胺腺嘌呤二核苷酸"（NAD）的流失。如前所述，SIRT1 需要 NAD 发挥作用。因此，随着年龄的增长，NAD 水平自然下降，SIRT1 就变得不那么有效。2013 年，瓜伦特的实验室发现，小鼠大脑中依赖 NAD 的 SIRT1 的活性下降导致昼夜节律生物钟的延长（从动物体内生物钟的角度讲，基本上意味着一天的时间变长了）。[1]这些动物还表现出行为模式的紊乱，难以适应明暗光线的变化（例如，老龄小鼠更难适应时差）。但幸运的是，研究表明，老龄动物体内超表达 SIRT1 可以抵消衰老的影响。请保持关注——SIRT1、NAD 和昼夜节律之间的故事还在继续。除了 SIRT1 水平引起生物昼夜节律的变化外，似乎昼夜节律基因的表达也刺激了 NAD 合成路径的开启。这个例子说明，NAD 合成路径中断——由于自然衰老、睡眠障碍或不同步的作息时间安排——会对健康产生滚雪球般的影响。

更为明显的例子是对夜班工人的观察试验。在现代社会里，人们晚上工作白天补觉的情况并不罕见。很遗憾，这并不是我们的身体自然设定的运作方式，这种昼夜节律的紊乱会对

[1] H. -C. Chang and L. Guarente, "SIRT1 Mediates Central Circadian Control in the SCN by a Mechanism That Decays with Aging," Cell 153, no. 7 (June 2013): 1448-1460.

健康产生负面影响。在一项随机对照试验中，一组年轻的成年人被要求在一个实验室待上一周。[1] 然后，这些被试被随机平均分配到两个试验组，其中一组在夜里睡觉，另一组在白天睡觉（类似于上夜班的情形）。研究小组每三小时收集一次两组被试的血液样本并做对比，以确定褪黑激素、皮质醇等激素以及上百种代谢物的周期模式变化。

研究人员发现，人身上自然出现的褪黑激素和皮质醇振荡在两组被试身上无变化，这表明，体内昼夜节律钟没有发生变化以适应睡眠时间的 12 小时变化。然而，与肝脏、胰腺和消化道有关的一些代谢物就不是如此了，这些代谢物的周期都表现出了 12 小时的转变。这个结果的问题在于不同器官的内部时钟变得不同步了。大脑发出信号说现在是晚上，身体却发出信号说现在是白天。新陈代谢过程与神经系统过程的这种转变可能解释了，上夜班的人往往更容易出现肥胖和糖尿病等疾病。

穷尽各种选项

对这些上夜班的人来说，想要以更好的睡眠习惯来改善健康，可能需要彻底改变生活方式——很遗憾，这可能不是一个选项。但对于那些并非由于日常生活安排而出现失眠或睡眠障碍的人来说，又有什么选择呢？虽然从感觉的角度讲，人可能

---

1 F. O. James, N. Cermakian, and D. B. Boivin, "Circadian Rhythms of Melato-nin, Cortisol, and Clock Gene Expression During Simulated Night Shift Work," Sleep 30, no. 11 (November 2007): 1427-1436.

更容易控制饮食和运动，但睡眠却可能让最讲究养生的人也感觉力不从心。我们通常会发现，越是想睡觉，就越难以入眠。更重要的是，难以入眠可能还伴随着容易醒来——从而导致睡眠质量差，其特点是多数夜里很清醒，但清晨很沮丧。

对于患有失眠症的人来说，他们可能首先想到的是非处方的睡眠辅助剂，褪黑激素是最受欢迎的产品之一。简而言之，褪黑激素是大脑对黯淡光线做出反应产生的激素，它有助于调节昼夜节律。从本质上讲，此时你的大脑正在发出信号说现在是夜晚，身体应该准备休息了。身体对昼夜明暗周期的这种自然反应也是许多研究人员和医生建议睡前几小时降低照明亮度、减少亮屏时间的原因之一。通过与室外光线变化保持同步，我们可以更好地确保身体产生正确的昼夜节律反应。除此以外，口服补充剂或调节褪黑激素的皮肤贴片也有助于增强相应信号的传递。通常，这些补充剂或药物的作用机制是将激素受控地释放到人的血液里，从而模拟夜间褪黑激素分泌的自然上升趋势。

然而，这个解决方案通常不是看上去那么简单。我们的身体可以迅速适应补充的褪黑激素，从而让它在短期内失效。因此，这种类型的睡眠辅助剂通常只建议偶尔使用，如在压力大的时候帮助睡眠，或帮助应对重要的节律时钟紊乱，如时差。补充褪黑激素并非治疗失眠的万能药。其他睡眠辅助剂——多西拉明（乌尼索姆和施力普等）和苯海拉明（苯那君、盐酸苯海拉明和萘普生钠片等）——也一样。这两种常见助眠药的成分是抗组胺，通过让人镇定的方式起作用，因此也常常让人在第二天感到精神不振。

谈起褪黑激素，根据美国睡眠医学会和美国医师协会的说法，目前还没有足够的经验证据证明它能用于治疗慢性失眠。实际上，这两个组织都推荐一种无药物的失眠解决方案，即所谓的"失眠认知行为疗法"（CBT-I）。失眠认知行为疗法已多次被认为是治疗失眠的最佳方法之一，它也能治疗因压力或创伤后应激障碍产生的疾病。科研人员对181项干预失眠的不同研究开展大型荟萃分析后认为，失眠认知行为疗法明显是赢家。它改善了所有睡眠参数的结果，而且似乎对所有人——从年轻人到老年人，以及那些被病痛、慢性病折磨的人——都有效。最重要的是，与许多补充剂或药物不同，失眠认知行为疗法没有不良的副作用。那么，既然明显有更好的解决方案，为什么更多的人还会选择吃药呢？

对许多人来说，求助于补充剂而非借助失眠认知行为疗法的动机之一，是从网上订购一瓶十美元的药物似乎比在卫生系统中接受治疗简单得多。对许多不熟悉失眠认知行为疗法的人来说，他们可能对这种疗法有误解，认为这种治疗是基于弗洛伊德式的精神分析，或建立在走进心灵式的感性讨论上。但实际上，失眠认知行为疗法建立在强大的科学基础之上，它被证明可解决许多心理（甚至身体）问题。更重要的是，失眠认知行为疗法的推广也变得与时俱进了。你无须寻找本地的失眠治疗师，也不需要弄清楚在哪里以及如何预约来接受失眠认知行为疗法。现在，网络平台上就有一个（或多个）程序可以做到这一点。其中一个程序名为"失眠教练"（Insomnia Coach），是由美国退伍军人事务部的国立创伤后应激障碍中心开发的。任何人都可以免费使用，它提供了一个为期五周的训练计划，包括提示、跟踪（可通过穿戴设备辅助进行）和与睡眠教练取得联系等功能。对那些倾向于直接跟失眠认知行为疗法提供者取得联系的人来说，其他如"失眠认知行为疗法教练"（CBT-i Coach）等应用程序可为他们提供更多治疗选项。

除了直接养成更好的睡眠习惯，失眠认知行为疗法还能应对造成失眠的根源——压力！压力和失眠之间的联系从未像近年来这样明显。随着全球新冠病毒大流行给大家的日常生活造成的影响，越来越多的人开始出现入睡困难或者容易醒来等问题。这个现象已十分普遍，甚至科学家和健康专家开始将其称为"新冠失眠症"（coronasomnia）。根据美国国家卫生研究院的一项研究，美国人报告说临床上严重失眠的比例大幅增加，[1]出现压力增加、抑郁和焦虑等并发症的比例也增加了。虽然单独的压力和焦虑也一定会影响我们所有人，但慢性的、长期的压力才有可能严重扰乱我们的健康和睡眠。

心理压力的影响

正如本书前文讨论的，急性轻度压力可能对我们的健康有益。这类压力往往可以刺激我们的身体系统，帮助它们变强。然而，持续重复的压力（或我们所谓的"慢性压力"，如日常

[1] C. M. Morin and J. Carrier, "The Acute Effects of the COVID-19 Pandemic on Insomnia and Psychological Symptoms," Sleep Medicine 77 (January 2021): 346-347.

生活中的压力）最终会让我们疲惫不堪。压力可以是身体上的，比如体力劳动或长期营养不良等。但对多数人而言，造成困扰的是心理压力。根据国家心理健康研究所的数据，超过1/3的人经历过持续的焦虑，每年有数百万人出现抑郁相关的症状。这一点也不奇怪，现代生活为我们带来了各种压力。我们不停奔波、奋斗，几乎找不到一切尽在掌握的感觉。我们的生活比以往任何时候都更容易被人凝视。我们很少有独处或安静的时间坐下来思考。我们的工作文化提倡竞争，人非常清楚自己的社会和经济地位。即便看起来已经取得成功，也很难放下脚步，因为我们会担心随时可能失去这一切。

几十年前，有人认为女性身上的长寿优势源于她们基本上不会进入职场，因此也不会承受困扰男性的工作压力。基于这一假设，一些人警告说，如果妇女进入职场，她们承受的压力水平会增加，健康和幸福水平也会随之下降。不过，过去半个世纪里职场女性的迅速增加却为我们展现了完全不同的景象。根据马克斯·普朗克人口研究所（Max Planck Institute for Demographic Research）的研究，职场中的女性似乎比其他女性做得更好。研究人员对5000多名妇女的职业状况和健康状况持续跟踪研究36年后发现，与没有外出工作的妇女相比，那些一直工作的女性身体健康程度下降较小。[1]职场妇女还更少出现抑郁症状，这表明工作压力可能并未对她们的心理健康产生严

1   J. Caputo, E. K. Pavalko, and M. A. Hardy, "Midlife Work and Women's Long-Term Health and Mortality," Demography 57, no. 1 (December 2019): 373-402.

重的负面影响。

这项研究的结果不应被认为是在暗示工作总是对心理有益。请记住，相应的结果都仅仅基于人口平均状况，我们每个人都有自己独特的喜好和身体特征。对一些人来说，工作可能为他们的创造力和梦想提供了一个施展的平台，而对另一些人来说，平衡工作和家庭生活可能就已经不堪重负了，对那些在工作或家庭中得不到支持的人来说尤其如此。

从20世纪50年代开始，妇女的职场参与度稳步提升。在美国，这一比例从略低于35%增长到了21世纪初60%的峰值。男女工资差距也逐渐缩小，尽管还有距离。获得大学学位的女性数量已超过男性，女性在49%的家庭中扮演着养家主力的角色。在我成长期间，我家的情况就是如此。我的母亲是一名大学教授，很多情况下，她是家里唯一的收入来源。然而，对于最近几代人来说，女性的职场参与度已经有些下降了。新冠疫情又进一步加剧了这种情况，它严重打击了劳动力市场，造成数量上四倍于男性的女性在2020年夏季退出职场。

对女性从职场流失的一个解释是，尽管现在的女性比她们的母亲和祖母辈工作时间更长，但她们在家里并未得到休息。尽管社会在进步，但在家务、抚养孩子和照顾生病的父母（甚至公婆）方面，妇女都承担着大部分负担。实际上，调查表明，妇女自述平均每天花近一个半小时做家务，如做饭、打扫和洗衣服等。相比之下，男性自述花在这些事情上的时间仅为30分钟。此外，这个结果似乎并非夫妻地位不平等所致，那样的话，收入较少或职业要求更低的一方会做更多的家务。这种不对等似乎由性别偏见发展而来。例如，研究表明，同性伴侣在家庭中的劳动分工要公平得多。

这种不断堆积的责任会让职业女性产生严重的焦虑感，甚至是抑郁症。在比较性别压力水平时，女性自述比男性更可能遭遇压力导致的心理和身体状况，比如胃部不适、头痛和近乎崩溃大哭的感觉。一个有趣的观点认为，已婚妇女似乎自述比单身女性承受了更多的压力。奇怪的是，这与男性统计数据形成鲜明对照——婚姻往往对男性的整体健康有利。

所有这些问题的解决方案都不是让女性退出职场，也不是建议她们不应该结婚生子。相反，社会层面应该弄清楚如何重新分配责任，从而不至于让某个性别承担更多。这意味着，我们应该认识并努力克服性别角色的隐性偏见。政府还可以努力提供更好的社会项目为个人和家庭提供帮助，让那些想工作（或需要工作）的人在生活的其他方面得到更多支持。

虽然这些变化会在很大程度上减轻女性和男性的压力，但还有一个问题尚待解决，它可能会损害女性或其他边缘群体的心理或身体健康——一种名为"刻板印象威胁"（stereotype threat）的现象，它在职场上表现得尤其明显。

作为一个社会，我们私底下对各种人口群体的特征抱有偏见。负面的刻板印象会在这些群体的心中造成焦虑和怀疑。讽刺的是，相关群体在潜意识里对确认刻板印象的担忧会暂时蒙蔽其认知能力，从而更可能真的依偏见行事。这种现象被称为"刻板印象威胁"，它是社会心理学长期关注的问题。这方面最明显的一个例子是，人们对有色人种或女性数学不好、成绩较差的刻板印象。让这些群体参加考试之前回想起这种刻板印象，实际上会让他们表现更差。

类似的反应还发生在接受认知评估的老年人身上。如果精神科医生在开始评估前谈论衰老是痴呆症的一个风险因素，那么病人更可能表现出认知缺陷。类似的机制也会在工作场所起作用，特别是在社会地位较高或男性主导的职业中。职场上的少数群体所接受的暗示认为，像他们一样担任这些职务的人较少的原因是他们不擅长从事相关工作。这些人不仅会怀疑自己的领导能力和谈判技巧，还会怀疑自己的分析和制定策略的能力。最后，这一切会让人变得焦虑、恐惧和自我厌恶，进而造成一个自我实现的预言。

刻板印象威胁也与另外一种诱发压力的疾病——冒名顶替综合征（imposter syndrome）密切相关，尽管一些证据表明，这种疾病更容易传播开去，并且可能不会对边缘群体产生大的影响。为了说明这种疾病，我们来设想一个主流电视节目与你联系，希望在节目中介绍你。他们说，选择你是因为你的专业知识和惊人成就。在这期节目中，他们希望你讲述自己成功的要诀，并向其他人传递走向成功的法门。他们明确表示，你会真正成为你的许多同行的灵感来源。

挂断电话后，你的第一反应可能是骄傲和受到奉承的自得。你已经努力工作并走到了现在的位置，因此被认可的感觉还不错。然而，对我们多数人而言，这些感觉很快会让位于怀疑和不安。你问自己，"为什么是我？我可能真的不是这个节目的最佳人选！难道没有更多的人应该得到认可吗？如果是这样，我的真实身份——一个冒牌货最终会暴露吧？"这种非常普遍的反应被称为"冒名顶替综合征"。虽然我举的是一个极端的例子，但冒名顶替综合征一直影响着我们多数人。每当我们被要求参与一项跟自身成绩相关的任务时，它就会伺机而动。

在学术界和其他压力大的职业里，冒名顶替综合征十分流行。很不幸，我在自己和那些一起共事的耶鲁大学博士生身上经常看到这种现象。尽管他们都已经是非常聪明且成绩优异的年轻人了，但对其中多数人而言，冒名顶替综合征可能会让他们变得脆弱。这让他们无法在研究中取得进展，因为他们害怕达不到自己设定的高期待。他们常常害怕寻求帮助，因为会担心这样做预示着失败，而对许多有前途的年轻科学家来说，这真的会让他们偏离职业轨道。然而，即便他们能够认识并战胜这种流行病，但与这些感觉相关的压力也会表现为严重的焦虑、低自尊，甚至是严重的抑郁症。

心灵与身体的联系

与冒名顶替综合征、难以平衡工作/生活等困难相关的压力和焦虑，以及这个时代许多人经历的持续压力都会影响到我们的心理健康。事实上，我之所以在一本以衰老为主题的书里讨论心理健康，是因为我们大脑中发生的事情直接与我们身体其他部分的生理状况相联系。在面对社会压力时，大脑会激活所谓的肾上腺皮质轴（HPA axis）。它指的是三个结构之间的联系——下丘脑（位于大脑底部的一个小结构）、垂体（下丘脑下方的一个豌豆状腺体）和肾上腺（肾脏上方生产激素的小腺体）。首先，下丘脑释放一种名为"促皮质素"的激素，然后告诉垂体前叶释放一种促肾上腺皮质激素，最后刺激肾上腺皮质释放一种名为"皮质醇"的类固醇激素。

虽然这些名称可能看起来很难弄明白，但重要的是压力激活肾上腺皮质轴这个概念，最终的结果是皮质醇水平上升，这是身体的主要压力激素。人体内的皮质醇有许多作用，包括作为战斗或逃跑反应的一个重要调节器。在压力状态下，皮质醇可以刺激葡萄糖释放到血液中，以便在你需要奔跑或战斗时立即将其作为能量使用。它也能关闭非必要的功能，如消化、生长、繁殖和免疫功能。虽然皮质醇的名声不佳，但它的行为并不是生来就不好。事实上，它对人类的生存至关重要。但在肾上腺皮质轴和皮质醇的释放、反应机制得以进化的世界中，压力是转瞬即逝的。这些机制转瞬即逝，从而让身体恢复正常或体内稳态。相比之下，在今天的世界，我们的大多数压力是持续的。它们不会停止，因此我们身体的压力反应也不会放松。随着时间的推移，持续升高的皮质醇水平会磨损我们的系统，增加患代谢综合征和糖尿病等疾病的风险。

20世纪初，著名的神经外科医生哈维·威廉姆斯·库欣（Harvey Williams Cushing）博士首先发现了一种叫作库欣病的病症，说明了高皮质醇水平产生的生理影响。[1]在库欣病患者

---

1 H. Ellis, "Harvey Cushing: Cushing's Disease," Journal of Perioperative Practice 22, no. 9 (September 2012): 298-299.

身上，垂体前叶过量释放促肾上腺皮质激素，进而导致皮质醇过剩，在大多数情况下这种现象是垂体肿瘤引发的。一般来说，皮质醇水平遵循昼夜模式，由我们的昼夜节律钟调节。皮质醇水平在早晨最高，然后一整天都不断下降。然而，在患有库欣病的群体中，皮质醇往往维持在早晨的高水平状态，并不会表现出预期的昼夜变化。长期高水平的皮质醇引发的常见症状包括体重增加、疲劳、高血压和胰岛素抵抗（糖尿病），等等。虽然库欣病看上去并不是压力的结果，但它确实提示了与皮质醇分泌功能障碍相关的潜在风险。

研究人员还观察到，处于持续压力下的人较少在早晨出现皮质醇水平的急剧下降，而是在整个白天表现出平缓的下降趋势。这实质上意味着皮质醇的分泌开关没有在它应该被关闭的时候被关闭。一个相应的潜在问题是，这种现象实际上可能抑制了皮质醇的有益作用。再次强调，皮质醇并不完全起副作用。它是一种天然的抗炎剂，很像与它密切相关的荷尔蒙可的松，后者经常被注射到关节中缓解炎症和减少疼痛。但是，当皮质醇水平一整天都不遵循其正常的上升和下降模式时，你的身体可能会对它产生抵抗，类似于糖尿病中的胰岛素抵抗。此时，你的身体系统根本就是在喊"狼来了"。

在名为《狼来了》的伊索寓言中，牧羊的男孩决定对住在附近的村民玩一个把戏。他反复呼喊说附近有一只狼。村民们多次闻声而动，却发现没有狼的踪迹，于是便不再相信男孩的呼喊。后来有一天，狼真的出现了。但这一次，男孩发出警报时，没有人会当真。不用说，这个故事的结局并不好，在原版寓言中，只有无辜的羊群失去了生命，但在后来的英文改编版中，那个恶作剧的男孩也失去了生命。

回到生理学。除了基本的昼夜节律功能外，皮质醇还进化出在压力或危险面前飙升的特点。你的大脑会感觉到威胁，肾上腺皮质轴会被打开以帮助你活下来。很快，一切问题都会解决，局面恢复正常。然而，就社会心理压力的情况而言，解决方案永远不会到来。你的大脑继续呼喊："有威胁！我们需要做出反应！"但在大多数情况下，这些威胁并不紧迫。就像狼来了的故事一样，你的身体系统对这些皮质醇峰值变得迟钝，然后在身体需要时，皮质醇便不再能发挥降低炎症、调节昼夜代谢甚至停止分泌等功能。

除了肾上腺皮质轴之外，其他相连的大脑通路也可以进一步改变身体对压力的反应。例如，交感神经系统（SNS）是自主神经系统的三个组成部分之一，它负责我们整个身体的下意识反应和回应。具体而言，交感神经系统负责身体自发的战斗或逃跑反应。当面对压力时，你不会对身体说："好吧……我需要提高心率，以便有更多的血液流动；我要扩大瞳孔，从而在昏暗的光线下看得更清楚；再把肌肉绷紧，以更好地承受击打；最后加速呼吸，从而在需要奔跑时能吸入更多氧气！"这些是你的交感神经系统会替你处理的事情。然而，包括我的同事加州大学洛杉矶分校的史蒂夫·科尔（Steve Cole）博士在内的科学家们，正在探索交感神经系统保持开启状态时的身体变化——身体处于长期压力下的变化。具体而言，交感神经系统的长期开启已被证明对我们的免疫系统有实质性影响。

交感神经系统的长期开启对免疫力的影响可能不是多大的好事。我们都可能把突然出现的感冒症状归咎于"疲惫"，这种想法是有道理的。交感神经系统的活动可以影响白细胞的增殖。然而，并不是所有种类的白细胞都会这样，而且身体倾向于扩大抵抗炎症的细胞数量——减少变成抗体或参与抗病毒反应的细胞数量。

在反复观察身体在各种社会心理压力下表现出的这种反应模式后，科尔博士创造了"对逆境的保护性转录反应"（简称CTRA）这一术语。[1]与交感神经系统激活后身体在血压、视力方面的变化类似，身体进化出这种应激反应特征被认为有助于我们在紧急威胁中生存。例如，在受伤的情况下，炎症是至关重要的。因此，如果你必须与老虎缠斗，一旦战斗结束，你最好希望身体也准备好了对抗任何可能经由开放性伤口进入体内的东西。相比之下，病毒感染通常只有在你处于社会环境中时才会成为问题，此时，传染性病原体可以从一个人传到另一个人。因此，我们保护自己免受感染威胁的能力通常不如逃命重要，于是，CTRA反应会被我们的自然应激反应抑制。

应对之策

尽管CTRA反应是一种有益的适应，有助于我们健康地生

S. W. Cole, "The Conserved Transcriptional Response to Adversity," *Current Opinion in Behavioral Sciences* 28 (August 2019): 31-37.

存，但在如今的世界，压力植根于我们持续的日常环境中，CTRA的持续激活可能加重炎症，造成一系列疾病，如阿尔茨海默病、糖尿病、心血管疾病、癌症和炎症疾病等。那么，如何应对呢？我们不可能都抛开工作和家庭责任，住在海边的禅宗绿洲里。我们也不愿意这样做。事实上，我们中的许多人可以，而且确实在日常消耗我们的压力中变得更强大。一切可能都在于角度不同。

根据斯坦福大学心理学教授、斯坦福身心实验室（Stanford Mind & Body Lab）首席研究员阿丽亚·克鲁姆（Alia Crum）博士的研究，拥抱压力有可能使我们更聪明、更健康甚至更快乐。[1]她的研究表明，那些把压力看作生活的有益组成部分，或者愿意迎接并克服这种挑战的人，最终会因此变得更好。好在，这个结论也适用于压力很大的情况。克鲁姆博士认为，我们对压力的看法可以改变身体对它的反应。我们对压力的看法是负面的就会导致身体出现负面的反应——不管是通过不健康的行为，还是以回避的方式应对，二者都会增加长期压力的风险，比如抑郁症或其他疾病等。

在斯坦福大学心理学家克鲁姆博士工作的基础上，斯坦福大学健康心理学家和讲师凯利·麦戈尼格尔（Kelly McGonigal）博士描述了三种信念，并认为它们是看待压力的最有益方

1 A. J. Crum, J. P. Jamieson, and M. Akinola, "Optimizing Stress: An Integrated Intervention for Regulating Stress Responses," Emotion 20, no. 1 (February 2020): 120-125.

式。[1]首先，她建议把压力反应视为建设性而非破坏性的，这一点至关重要。虽然我已经描述了身体对压力的许多反应是有问题的，但请记住，这些反应也是有益的适应性。它们旨在为你提供能量，让你能够应对眼前的巨大压力。用这些能量来克服压力比沉溺其中好得多。

第二个信念是要相信自己有能力克服压力。这个想法可以追溯到我们从认知研究中学到的许多与成长心态相关的内容。如果你认为自己能够通过忘我地工作收获成长和博学，你就比那些认为自己能力有限的人更可能取得成功。

最后，重要的是承认，压力是我们所有人都要面对的事情。你并不是唯一感到不堪重负或疲惫不堪的人。同样，我们的社会也需要重塑我们对心理治疗和心理健康的看法。社会鼓励我们去看医生以恢复身体健康。我们没有理由不为心理健康做同样的事情。

与运动能带给身体的好处类似，正念和冥想等技能可以改善我们的情绪，也能提升我们对心理压力的承受力。根据卡耐基梅隆大学研究人员领衔的一项随机临床试验，参与正念训练的人感知到的压力变小了。[2]通过这种训练，参与者被教导专注他们当下的状态而不做判断。他们还接受了感受式呼吸、身

1   Kelly McGonigal, The Upside of Stress: Why Stress Is Good for You, and How to Get Good at It (New York: Avery, 2015).

2   A. A. Taren et al., "Mindfulness Meditation Training Alters Stress-Related Amygdala Resting State Functional Connectivity: A Randomized Controlled Trial," Social Cognitive and Affective Neuroscience 10, no. 12 (June 2015): 1758-1768.

体感知，以及如何从正念的角度展开日常活动——如走路或吃饭的训练。与麦戈尼格尔博士描述的三种信念类似，正念训练有助于个体接受现状并获得成长。而这可能是阻断压力的负面影响的关键：科学正在向我们表明，一定程度上，我们如何看待生活中的压力可能比造成压力的事情本身更能影响我们的健康和衰老。

压力的不平等分配

对我们这些因为高度竞争的工作环境、基本的育儿责任、日常义务或个人期望而倍感压力的人来说，这些经历也同样能带来回报。是的，我们并不总是将这些事情视为公平的，但这些压力大的环境至少还有一个好处。然而，每个人的情况都不尽相同。对许多人来说，他们生活中的主要压力来自无法控制的外部。这就是我们所谓的"外源性压力"。虽然身体健康在人的一生中会受到各种因素的影响，但我们对这些因素的控制程度有所不同。跟遗传一样，一些人只是碰巧生在了可能塑造我们整个衰老轨迹的环境之中。

华盛顿特区森林小丘社区的一条绿树成荫的街道上，坐落着一座传统的砖砌殖民建筑。它的中心是一条鹅卵石铺成的人行道，两旁是整齐的黄杨树篱，夏季时，人行道上巨大的白色绣球花开得满满的。这是福斯特夫妇（Fosters）的家，他们刚刚迎来二儿子丹尼尔。周末，家人带着婴儿背带里的丹尼尔走过他们安静的社区，一路上会经过荷兰王国大使馆和希尔伍德庄园、博物馆和花园（Hillwood Estate, Museum & Gardens，一个占地0.053平方千米的18世纪风格的庄园，存放着法国装饰品和俄罗斯帝国艺术品）。他们一家人经常会去皂石谷公园，丹尼尔的哥哥会在那里的林间小道上奔跑，并尝试从石墩上跳过小溪，其他森林小区的居民也会到此散步和跑步。

与此同时，向南步行约20分钟，与美国国会大厦隔河相望的戴维斯一家刚刚庆祝了他们的儿子詹姆斯的诞生。戴维斯一家住在历史悠久的阿纳科斯蒂亚社区的一个乡村风格的复式别墅的二楼。阿纳科斯蒂亚是华盛顿特区历史最悠久的社区之一，社区里的雪松山是弗雷德里克·道格拉斯于1877年买下的一座庄园。在距离雪松山400米处的东南W街（W Street SE），坐落着另一个更加奇特的地标建筑——大椅子（the Big Chair），一个由巴塞特家具公司（Bassett Furniture company）在1959年设计的艺术装置。虽然它已失去世界上最大的椅子的称号，但这个6.1米高的建筑依旧矗立在马丁·路德·金大道和东南V街（V Street SE）拐角处繁忙的城市停车场里。

不幸的是，虽然阿纳科斯蒂亚最著名的地标性建筑的寿命已经相当长了，但其居民的情况就不一样了。事实上，像詹姆斯这样的孩子，预期寿命的中位数只有63岁左右。与此同时，森林小丘的丹尼尔的预期寿命中位数估计刚刚超过90岁。虽然詹姆斯有一半的机会可以活到领取社会保障金的年纪，但丹尼尔有望在近25年内领取他的份额（假设该计划仍有偿付能力）。

森林小丘和阿纳科斯蒂亚代表了似乎存在于整个世界——

尤其是美国——的并列现象：两个男孩，都出生在全球经济最发达的国家的同一个大都市，但他们在寿命和健康水平方面的前景却截然不同。这是因为你居住地的邮编是决定衰老的主要因素。住址仅仅相隔几个公共汽车站的人，在长寿和健康方面的差异可能天壤之别。自从发现这个难题以来，研究人员一直在努力寻找究竟一个地方的什么因素能够如此深刻地影响一个人的未来。

越来越多的证据表明，健康状况不佳和生活在被归类为贫困社区的地方之间存在各种联系。这样的社区传统上是贫困率高的地方，此外，贫困社区还缺乏足够的医疗保健和服务、犯罪率高、空气和噪声污染严重，以及缺乏娱乐场所。许多贫困社区也是我们所说的"食物荒漠"，意为难以获得甚至缺乏负担得起的健康食物的地理区域。这主要是指新鲜水果和蔬菜的供应受到限制。例如，美国约有2%的家庭（约230万人）住在离最近的超市1.5千米以上的地方，而且没有可用来购物的车辆。最近的数据也告诉我们，富裕地区的杂货店数量是贫穷地区的三倍。在许多低收入或城市社区，即使有杂货店，也会被大量的快餐店所掩盖，这些快餐店提供非常实惠和便捷的膳食。对于为生计而挣扎的人以及那些可能要做一份以上工作的人来说，简单、便宜的饭菜是很重要的。

食物荒漠在高收入和低收入社区之间的不均衡分布表明，健康行为会受到不利条件的影响。然而，除了生活方式上的差异，社会经济地位也对压力有严重影响。几十年的社会科学研究——其中大部分是由我的前导师艾琳·克里敏斯（Eileen

Crimmins）博士主导的——已经记录了富人和穷人之间的健康差异，特别是衰老过程中的健康差异。[1]这些数据压倒性地表明，主要的罪魁祸首之一是压力。不断担心自己可能无法为自己和亲人提供足够的食物、住所或其他必需品，会导致长期焦虑和压力。美国各地数以百万计的家庭每天都面临着饥饿和食品安全问题，同时也会担心下一顿饭是否或何时会有着落，在许多方面，这种担心可能比持续的饥饿煎熬更有害。

安全和负担得起的住房是另一个令人焦虑的问题。2017年，美国有260万个有孩子的家庭和190万个老年人家庭生活在所谓的"最差的居住环境"中，其定义是租金负担极重、收入低、没有政府住房援助的家庭。[2]这些家庭一直面临着失去家园的风险，也面临掉入其他50多万被迫流落街头的公民之列的风险。虽然无家可归的刻板印象往往与滥用毒品有关，但事实是，无家可归的人口中有很大一部分是单身母亲和她们的孩子组成的家庭，即使有目前最低工资水平的全职工作，也无法负担房租。更重要的是，即使是有能力支付房租或从政府获得补助的人，也经常被迫居住在不太理想的庇护所或犯罪率高的地区，他们会持续担忧自己的安全。

困扰低收入者的生活限制和威胁相互叠加，大大加速了相

1 E. M. Crimmins, J. K. Kim, and T. E. Seeman, "Poverty and Biological Risk: The Earlier 'Aging' of the Poor," Journals of Gerontology, series A, Biological Sciences and Medical Sciences 64, no. 2 (February 2009): 286-292.

2 N. E. Watson et al., Worst Case Housing Needs: 2019 Report to Congress, Washington, DC: U.S. Department of Housing and Urban Development, June 2020.

关群体的衰老。例如，我们发现，成年后的逆境和较低的社会经济地位对个体生理衰老速度差异的影响权重占12%。把健康行为、人口特征和遗传学等因素纳入考虑之后得出的结论也是如此（讽刺的是，这些因素在衰老的差异中占比小得多）。在同一篇论文中，我们把社会经济地位和逆境定义为个人无法控制的限制性因素。虽然有些人可能会争辩说，努力工作就能改善处境——毕竟美国梦就是这样说的——但实际上，这件事跟其他很多事情一样不容易做到。

根据世界经济论坛的新研究，多数国家在为其公民提供成长机会和上升通道方面存在巨大不足。[1]这给社会流动带来了重大障碍，多数情况下，个人的社会经济前景由其出生的社会阶层决定。因此，社会经济差异以及与之相关的健康差异可能会持续数个时代。在许多国家，问题又回到了地理和社区差异上。贫困儿童获得良好早期教育的机会较少。他们的家长在努力维持一家人的衣食住行时已历经各种磨难。这些孩子的家庭负担不起家教或学术能力评估测试（SAT）的预科课程，也没钱让他们广泛参加课外活动，而这些似乎都是进入好大学的先决条件。更不用说学费了，这对许多家庭来说都是个巨大的障碍。即便他们的确有机会上好大学，刻板印象威胁和压力/焦虑都会影响他们的表现。

然而，出生时的逆境除了会影响人的社会流动性（有些人

1　World Economic Forum, Global Social Mobility Index 2020: Why Economies Benefit from Fixing Inequality, January 2020.

显然能够靠自己的努力实现），还会对健康产生持久的负面影响。社会学家马克·海沃德（Mark Hayward）博士和布里奇特·戈尔曼（Bridget Gorman）博士将生来的逆境称为"童年的长臂"（the long arm of childhood）。[1] 早期生活经历对整个生命过程中的压力信号传递和健康状况会产生持久的影响。糟糕的童年经历（ACE）——包括较低的社会经济地位（SES）、虐待或无法适应的早期家庭环境等——与成年后的许多健康问题有联系，比如心血管疾病（CVDs）、代谢异常、癌症、关节炎和精神疾病等。来自动物和人类研究的证据表明，慢性压力引起的炎症是连接早期逆境与衰老、疾病的核心生物机制。许多研究，包括我的一些研究都表明，童年时期较低等社会经济地位和恶劣的早期家庭环境与几十年后炎症标志物的浓度升高有关，这种现象与个人目前的社会地位无关。

关键时期

研究人员对生命发育各阶段的逆境和压力的科学调查突出了"关键期"和"生理编程"等概念。相关理论表明，在人成长特定时期出现的不利环境条件可对其生理系统进行编程，生理编程会伴随人的一生，并增加患病的概率。例如，科学家对生命早期所处社会环境的研究表明，每天被抚摸的新生啮齿动

---

[1]　M. D. Hayward and B. K. Gorman, "The Long Arm of Childhood: The Influence of Early-Life Social Conditions on Men's Mortality," Demography 41, no. 1 (February 2004): 87-107.

物在成年后对压力的生理反应会减弱。这些发育过程的差异被认为是表观遗传过程的结果，它能改变身体在某些情况下的分子反应。从进化的角度来看，这就是我们的生理系统被编程为能够适应周围世界的方式。但在某些情况下，我们的身体获得的是不良适应，它们实际上对我们的长期健康有害。

生命在发育的关键时期因不良适应而造成表观遗传重新编程的一个被充分研究的例子是第二次世界大战期间荷兰的饥饿之冬（称"Hongerwinter"）。[1]从1944年夏天开始，纳粹德国的封锁切断了荷兰沦陷区的食品和物资供应链，荷兰很多地区因此进入食品短缺状态。据报道，到1945年5月荷兰人民终于获得解放的时候，大约有18000人死于饥饿。与当时的许多事件一样，这场悲剧带来了深重的痛苦和损失，但也为历史事件如何塑造我们的生理机制提供了一些科学启示。大约四十年后，流行病学家大卫·巴克（David Barker）博士偶然在这个自然（但不幸的）人类试验中发现了一个有趣的现象。毫不奇怪，他发现整个孕期都在饥荒时期的妇女所生的婴儿体重明显低于平均水平，而那些只是在孕早期经历了饥荒的妇女所生的婴儿则体重正常。

但令人惊讶的是这些"正常"婴儿后续的成长经历。数据显示，与在饥荒之前或之后出生的人相比，母亲怀孕之初经历了荷兰饥荒之冬的人长大后更可能成为肥胖者。后来的证据还

1   L. C. Schulz, "The Dutch Hunger Winter and the Developmental Origins of Health and Disease," PNAS 107, no. 39 (September 2010): 16757.

显示，随着年龄的增长，这个群体更可能患上心脏病或其他心脏代谢疾病。巴克博士认为，在发育的关键时期，人对食物匮乏的表观遗传适应在情况发生变化后可能变得不再适应。[1]一旦食物变得充裕，身体状态可能还跟饥荒时一样，从而导致脂肪堆积及相关的健康风险。

有人认为，心理压力方面也存在一个类似的机制。成长过程中长期处于压力和焦虑状态可能会激发炎症之类的生理反应，从而让人在一生中对压力事件产生更多的生理反应。由此，大家可以想象社会和经济不平等是如何体现出人在健康期和寿命方面的巨大差异的。

压力环境下的种族差异

也许这一点在非裔美国人或其他边缘化群体所经历的疾病和死亡案例中表现最明显。2014年，我与克里敏斯博士开展了一项研究，旨在比较个体的衰老速度与种族的关系。[2]多年的流行病学研究表明，黑人通常比白人更可能在年纪轻轻就患上各种疾病甚至死亡。我们的假设是，这是由于衰老进程加速造成的。我们发现，以生理年龄衡量指标计，非裔美国人平均比

---

1   C. N. Hales and D. J. Barker, "The Thrifty Phenotype Hypothesis," British Medical Bulletin 60 (2001): 5-20.

2   M. E. Levine and E. M. Crimmins, "Evidence of Accelerated Aging Among African Americans and Its Implications for Mortality," Social Science & Medicine 118 (October 2014): 27-32.

相同时序年龄的白人大三岁。此外，我们还发现，这种差异完全解释了死亡风险、心血管疾病和癌症方面的种族差异。虽然这些结论可能被一些人误解为不同种族天生存在差异，但造成这些差异模式的真正原因是逆境。

本章已经讨论过的影响因素——比如社会经济地位、社区环境、医疗服务的便利程度、持续的社会心理压力等——对我们在数据中观察到的种族不平等现象都起到了作用。科学表明，只要时间足够长，外部环境足以通过神经系统的压力反应、激素水平的改变或免疫、炎症过程等方式"深入骨髓"（under the skin）。因为黑人也更容易遭受歧视和刻板印象的威胁，这可能导致进一步的焦虑，并刺激大量的生理变化，进而加速衰老。1992年，阿琳·杰罗尼姆斯（Arline Geronimus）博士提出了她的解释，即黑人的健康和生理功能在成年早期就开始恶化，这是他们一生中持续暴露在不利环境中的结果。这个理论又被称为"风化假说"，后来在社会经济地位和种族健康差异的关系问题上得到大量研究。[1]

虽然在减少经济差距、提高社会流动性、为个人和家庭提供支持以及改善心理健康方面，我们的社会和政府显然还有很多工作要做，但科学研究也表明，人体具有复原力。哪怕最体弱的人也有改善健康的潜力——有些人可能会说，身体最弱的人潜力反而最大。同样，我在本章中描述的多数趋势和统计数

1 A. T. Geronimus, "The Weathering Hypothesis and the Health of African-American Women and Infants: Evidence and Speculations," Ethnicity & Disease 2, no. 3 (Summer 1992): 207-221.

据都基于人口平均状况或概括的模式。但本书的落脚点还是在个人，因此，我们一定要记住，这些数据背后是大量的个体差异。不是每一个经历过不利条件或伤痛的人都可能早早死去，那些处于优势地位的人也不应安于现状。生理衰老和差异的相关数据表明，世界上肯定存在一些复原力强的人——那些曾被生活击垮，但又重新站起来，继续更加坚强生活的人。更重要的是，我们每个人都可以在自己的生活中做点改变，从而更加坚强地面对生活中突如其来的变故。

第十章

找到合适你的衰老之道

在 19 世纪的童话故事《金发姑娘和三只熊》（*Goldilocks and the Three Bears*）中，一个年轻女孩进入一座房子，她在这里要做各种选择，比如坐哪、吃什么以及在哪休息等。每做一个选择，她都会尽可能多尝试，最终确定那些"恰到好处"的选择。就生理年龄来说，到目前为止，我已经描述了如何真正评估和跟踪它的办法，也谈到了它可能对我们的生活产生的影响。我已经描述了科学上能够减缓甚至逆转生理年龄的各种饮食、运动和心理健康习惯。但除了我个人的偏好以外，我还没有告诉你如何去选择对你最有利的行为。

我想说的是，在一定程度上，我给出的答案有些令人失望……至少目前如此。科学研究还没发现能够预测理想做法的方法。研究人员曾试图从遗传的角度找答案，但就像大多数复杂的遗传特征一样，其结果非常难以预测。我们目前正在努力寻找相关的表观遗传特征，从而能够确定个人的最佳饮食或运动方案，以及人是否更容易受到诸如吸烟、肥胖或饮酒的有害影响。乍一看，你的表观遗传特征可能包含了不同行为潜在影响的重要信息。然而，在这些预测能够真正帮助人们做出个性化决定之前，我们还需要大量数据。

成为你自己的科学顾问

掌握了生理年龄指标所能提供的洞察力，我们应该怎么做呢？你如何确定热量控制、素食、间歇性禁食、周期性生酮饮食或它们的组合究竟哪一款适合你呢？一个选项是——先试试再说！虽然这在技术上不是一个完全受控的研究，但跟踪生理年龄有助于你干预自己的生理衰老进程。实际上，已经有人这样做了，而且似乎很成功。像"滴血测衰老"（Blood Testing Aging）等红迪网（Reddit）小组已经出现了，其目的是帮助传播"用血液测试减少疾病风险，并最大限度提高健康和长寿"的信息。最近，英国一位名叫奥利弗·佐尔曼（Oliver Zolman）的医生在其网站上开辟了"延缓衰老排行榜"，根据时序年龄和生理年龄差对人们提交的数据排名。在我行文至此之际，佐尔曼博士本人排名第一，他的两个年龄之差将近17岁（生理年龄更低）。紧随其后的是詹姆斯·克莱门特（James Clement），此人时序年龄为65岁，生理年龄为49.5岁。克莱门特是"更好的人类"的主席，这是一个专注于衰老生物学的非营利性科学组织。他也是2019年出版的《转变》（The Switch）一书的作者，该书重点介绍了间歇性禁食、蛋白质循环和生酮饮食的好处，克莱门特还在书中描述了自己生理年龄比时序年龄小15岁的饮食方案。

另一位头部竞争者是迈克尔·卢斯加登（Michael Lustgarten）博士，他在时序年龄为47.5岁时的生理年龄约为35岁。卢斯加登博士是马萨诸塞州波士顿塔夫茨大学人类营养与衰老研究中心的一名科学家。虽然这三个人的日常工作都跟衰老科学相关，但他们并没有保守让自己保持年轻的秘密。他们没有用到先进的治疗方法或药物，相反，他们保持了良好的老式健康习惯，外加实时跟踪衰老状态，从而成为延缓衰老的头部选手。

多年来，卢斯加登博士开辟了多个博客、食品和社交媒体群，记录了他使用生理年龄测量方法优化饮食、运动和其他行为的经验。与我一样，他也认为人的衰老速度受其行为的影响，减缓衰老速度有可能让疾病风险最小化、健康收益最大化。因此，卢斯加登博士近20年来一直积极追踪自己的实验室检测结果。从2003年起，他开始把所有每年或每半年一次的血检数据输入一个表格文件。2015年，他把血液检测频率提高到每两个月一次，还跟踪了他摄入的所有食物的质量和宏量/微量营养素量。最终，卢斯加登借助这个丰富的个性化数据集选择了一种他心中对循环生理标志物水平最有益处的饮食方式。他还会寻找不断调整的饮食和个人生物标志物之间的相关性，以更好地确定哪些食物能让自己各项指标更接近年轻时或者与最大预期寿命相关的水平。

几年后，我提出了自己的表观年龄测量方法，卢斯加登博士开始用这种办法进一步优化他对生理年龄的跟踪检测。此时，他的第一个表观年龄测量值为36.2岁，比实际时序年龄小10岁。从那时起，他继续坚持测量自己的表观年龄（到此刻，他已经测了9次，而且还在测）。尽管卢斯加登的时序年龄每年都在增加——所有人都一样——但他一直保持着平均不到35岁的表观年龄，最近一次测试甚至低至32.9岁。卢斯加登认为这个成绩是自己的饮食方式的直接结果，他每天的饮食包括富含β-胡萝卜素的食物和100克以上的纤维素，主要是以胡萝卜、西兰花、花椰菜、红灯笼椒、菠菜和甜菜等蔬菜为主。多数人的日常纤维摄入量与之相比实在相形见绌，比如，美国人平均每天摄入15克。除了饮食，卢斯加登博士还将运动作为其生活方式的重要组成部分，但他并未过度运动。他一般每周进行大约七到十个小时的中/高强度的运动——有氧运动和力量运动的结合。

对那些打算开启延缓衰老之旅的人来说，卢斯加登博士建议把重点放在吃"真正的食物"和改善健康上。他坦言自己在延缓衰老上耗费了大量时间，并真心希望未来的人工智能帮助制订个性化的饮食、运动和补充剂方案。但就目前而言，他会继续老办法，以实现自己崇高的目标——"比有史以来所有人都活得长"。他说自己没有长寿的家族史，但决心利用"一点一滴累积的科学进步……至少在（他的）遗传因素允许的范围内活得最长，这是（他）能做到的极限了。"

未来已来！

多数人都没有像卢斯加登博士那样高的目标，也没有耐心和精力像他所做的那样延缓衰老。但这并不意味着我们什么也做不了。我们可以在日常生活中做出小的改进，这可能会转化为更多无病的年头。我们要做的是弄清楚哪些事情对自己是可行的，以及它们是否值得耗费时间和金钱。

我的丈夫36岁，看上去很健康，他上个月去初级保健医生那做了体检。预约时，他问医生是否可以转诊到我用来测试表观年龄的实验室。他的医生感到很困惑。我的丈夫没有任何明显的问题，是个健康的年轻人，吃得好，经常锻炼。他的脉搏和血压数据都很理想。在医生看来，他没有理由要求实验室测试。然而，我丈夫和我都在跟踪我们的衰老，并会根据数据及时调整生活方式。最终，医生默许了，我丈夫也获得了转诊许可。毫不奇怪，我计算得出他的生理年龄看上去还不错——处于他的同龄人的低端——但仍有改进的余地。我的丈夫是一名狂热的苹果手表用户，曾连续三年完成了运动目标。但他也注意到，同样的训练项目已经坚持了很长时间，也许身体已经适应了。他的心率不像最开始那样会升高，也许他已经没办法获得运动带来的荷尔蒙压力的好处了。于是他改变了训练项目，六个月后，这种改变就体现在了生理年龄的改善上。虽然我们不能确定这对他未来的健康期和寿命有何影响，但这个例子也说明了，即便年轻人也能在疾病症状出现之前采取可操作的步骤跟踪、延缓衰老。这就是走向优化的开端。

除了提供积极的反馈，跟踪生理年龄还能告诉我们哪些改变没起作用。或者更重要的是，哪些事项不值得投入时间或金钱。例如，膳食补充剂经常受吹捧，说它能促进健康甚至延缓衰老。目前，市面上有超过5万种不同的补充剂产品，已成就了一个超过400亿美元的产业。然而，在美国，补充剂属于食品而非药物，因此不受美国食品药品管埋局严格的监管标准约束。相关公司基本上可以随意宣称他们的产品能够改善健康，而不需要采取严格的临床试验测试。事实上，出售补充剂的少数限制条件之一便是，这些公司不能声称它们可以治愈或治疗特定疾病。通常，这些不受监管的补充剂可能是危险的。2015年发表在《新英格兰医学杂志》上的一篇论文显示，美国每年约有2.3万次急诊是膳食补充剂导致的不良反应。[1]然而，即使那些遵循协议和标准以确保产品安全的公司，消费者又该如何确定是否真的获得了标签或广告中承诺的健康收益？多数情况下，消费者盲目相信每天早晨吃下的补充剂改善了健康。对健康的量化检测能说明每个月40美元一瓶的补充剂是否值得。而在实现检测个性化之后，我们可能不再需要别人的看法来确定什么东西最有利于我们的健康和幸福。

随着生理衰老测量指标的不断优化，我们对自己的了解也会不断深入。就我丈夫的情况而言，我从单一指标的角度测算了他的生理年龄，得出的数值按他此时的时序年龄算还算不错。但正如我在本书第一部分提到的，衰老是多维的。我们每个人的衰老模式都不是单一的，有些人更容易朝某个特定的方向变化。我的实验室已经能够对这一点进行定量建模。通过观察人体血液中的数千个变量，我们已经能够区分出不同人的不同衰老轨迹了。一些人的代谢变化更快，另一些人的免疫功能

1 A. I. Geller et al., "Emergency Department Visits for Adverse Events Related to Dietary Supplements," *New England Journal of Medicine* 373, no. 16 (October 2015): 1531-1540.

变化更明显。

随着衰老科学的不断进步，你也不必担心自己独自面对衰老了。虽然本书的主要目的之一是强调每个人都有干预自身衰老进程的潜力，但我也觉得不谈谈治疗性衰老干预措施已经取得的惊人进展是不公正的。我希望这些进步能给你启发，而不是助长自满情绪。曾经的我和很多人一样，认为做了某些事情也没什么大不了，因为到我们年老的时候，科学肯定会给我们治疗的办法……。很不幸，科学的进步有时候慢得令人丧气。20世纪中期从事癌症研究的多数科学家都不会相信，我们今天仍没有治愈它的办法。同样，当比尔·克林顿（Bill Clinton）总统在2000年宣布完成人类基因组测序草图时，人们预言这会彻底改变疾病的诊断和治疗。但截至目前，我们仍在等待这个梦想成真的那天。

尽管一切没那么顺利，但人类在历史上仍取得了非凡的科学进步。我们驯服了电，将其引入千家万户。我们学会了飞行，踏上了月球。我们建造了机器个人助理。虽然最终的结果可能是：大幅延缓衰老过程，并让健康期和寿命增加数十年依旧是个难以实现的壮举，但世界各地数以千计的科研团队正在从事的工作已经为我们点燃了希望，范式的转变可能已为时不远。

目前逐渐出现的衰老干预措施种类繁多，从重新利用现有药物到曾被归入科幻小说范围的方法等。虽然讨论所有这些方法需要单独写一本书，但我想谈谈在我看来最有希望的四个方法。

埋在土壤中的秘密

第一个方法把我们带回到迄今为止最成功的衰老干预措施——热量控制。我不打算重申我在第六章中讲述的内容,并详细说明限制食物摄入的潜在好处。如前所述,让多数人采用这种方案极不可行。但这并不是说我们不能从热量控制中获得启发,并发现参与热量控制反应的分子重塑机制,进而尝试开发或确定与之效果类似的干预药物。这些治疗方法通常称为"热量控制模拟物"(CR mimetics),其目的是通过药物而非改变生活方式,让人获得热量控制带来的好处。

2005 年,马特·凯伯莱茵(Matt Kaeberlein)博士等人在《科学》杂志上发表了一篇论文,证明了限制饮食对酵母体内名为"TOR"[1]的下调路径产生了影响。[2]科学家们后来证明了,"TOR"(或"mTOR"或者哺乳动物身上的"TOR")是一个进化上保守的网络,它在环境刺激下可以改变细胞的基本进程,包括生长(增殖)和死亡(凋亡)。基本上"mTOR"会检测细胞内的葡萄糖/胰岛素、氨基酸、瘦素和含氧量水平,这些指标足够时,"mTOR"会开启并向身体发出生长的信号。

....

1 译注:雷帕霉素靶蛋白,作者在后文会引出帕雷霉素,因此此处直接给出英文名而不做翻译。

2 M. Kaeberlein et al., "Regulation of Yeast Replicative Life Span by TOR and Sch9 in Response to Nutrients," Science 310, no. 5751 (November 2005): 1193-1196.

相反，当这些指标不足时（比如在热量控制的情况下），"mTOR"会关闭，并向身体发出信号说等待更理想的条件再加速生长。由于科学家们认为"mTOR"对限制食物摄入后发生的许多代谢和免疫变化负责，因此研究者认为，操纵这个机制就能让身体误以为正在经历热量控制，哪怕实际上并没有。

阻断"mTOR"的抗衰老潜力的进一步证据来自遗传学研究，一些实验室的研究表明，敲除该路径中的基因可极大地延长各种生物的寿命。越来越多的此类证据已开始让人确信，激活"mTOR"可能是生命在进化过程中调节衰老的基本方法。然而，最让人欣喜的是，科研人员在40年前就已经发现了一种可降低"mTOR"活性的药物。

1964年11月，一组医生和科学家团队从新斯科舍省的哈利法克斯市出发，前往南太平洋的波利尼西亚岛（Polynesian island）[1]——当地人称之为拉帕努伊岛（Rapa Nui），又经常被人称为复活节岛。这个地区长期以来一直是个令人着迷的考古遗址，因为这里有大约900个被称为摩埃（mo'ai）的巨型人体雕像，每个雕像平均高约4米，重量近14吨。然而，考察队此行不是去调查这些有着500~800年历史的雕像，而是去研究这个偏远岛屿上的土著居民的健康状况和生活环境。

这个考察项目的其中一个目标是把该岛分成若干区域，并

---

[1] Jacalyn Duffin, Stanley's Dream: The Medical Expedition to Easter Island (Montreal: McGill-Queen's University Press, 2019): 3.

采集相应的土壤样本。其目的是了解复活节岛的居民是如何在与大量牲畜共处的情况下避免细菌感染的。虽然考察队最初对土壤的筛选没得到什么有意义的结果，但在25年后，艾尔斯特制药公司（Ayerst Pharmaceuticals，今天又称惠氏制药）的科学家在当初带回来的土壤中发现了一些神奇的东西：一种能够产生动力分子的细菌，后来被命名为"雷帕霉素"（rapamycin）。

随着时间的推移，人们发现雷帕霉素是一种特殊的免疫抑制剂，这也是它一开始被用于器官移植防止组织发生排异反应的原因。人们还发现，雷帕霉素可以延缓细胞生长，从而有望成为不错的抗癌药物。最后，科学家们在2009年发现，服用雷帕霉素让雄性和雌性小鼠的存活率分别提高了9%和14%。[1] 更重要的是，小鼠摄入雷帕霉素的年龄似乎对结果并无影响。在生命早期（相当于30岁的人类）或晚期（相当于65岁的人类）开始摄入帕雷霉素的小鼠显示出类似的结果，这首次证明了以下原则：即使在生命晚期开始药物干预也能影响寿命。

这些成果发表后，科研人员开发了大量密切相关的分子药物——雷帕霉素类似物（rapalog），并启动了一些临床试验，研究它们对一系列衰老后果和不同物种的影响。例如，雷帕霉素可能跟小鼠的心脏病、癌症和大脑老化的发病率降低有关。最近，凯伯莱茵博士和华盛顿大学的同行丹尼尔·普罗米斯洛（Daniel Promislow）教授在他们共同主持的狗类衰老研究项目

1 D. E. Harrison et al., "Rapamycin Fed Late in Life Extends Lifespan in Genetically Heterogeneous Mice," Nature 460, no. 7253 (July 2009): 392-395.

中开展了一项试验，这个大型项目旨在研究调节驯养狗衰老的遗传和环境机制。就像人类一样，狗的遗传多样性也很高，它们在寿命和疾病风险方面的差异巨大，并且跟人类伙伴共享同样的环境条件。研究人员试图在项目中测试雷帕霉素是否能改善健康老狗的心脏功能，并确定最佳的给药剂量。在小型试点研究取得积极成果的基础上，该团队希望扩大试验规模，进一步研究雷帕霉素对癌症、肾脏健康、认知功能和各种衰老指标的其他影响。

跨国公司诺华（Novartis）也注意到了雷帕霉素类似物作为衰老治疗药物的潜力。2014年，该公司公布了他们的第一项人体临床试验结果，试验中低剂量给药的药物促进了人体对流感疫苗的抗体反应。[1]自那时起，诺华的分拆公司雷斯托生物（resTORbio）——由联合创始人兼首席医疗官琼·曼尼克（Joan Mannick）博士领导——开展了一项针对呼吸道疾病的3期试验。很遗憾，该试验未获成功。虽然这可能让相关研究暂时放慢脚步，但绝不意味着雷帕霉素类似物的研究就此偃旗息鼓。衰老领域的许多研究人员对雷帕霉素类似物的潜力持乐观态度，雷斯托生物也在推进其他与衰老相关疾病的临床试验。

然而，哪怕雷帕霉素类似物最终被证明真的能延缓人类的衰老进程，也不意味着我们都要赶这个潮流。一般而言，谈起药物的疗效时，科学家们信心十足，但如果要长期使用，我们

1　J. B. Mannick et al., "mTOR Inhibition Improves Immune Function in the Elderly," Science Translational Medicine 6, no. 268 (December 2014): 268.

还需要更了解药物的潜在副作用才行。美国食品和药品管理局已经批准雷帕霉素及其类似物用于器官移植和胰腺癌的治疗，但在这两种情况下，它们可能给病人带去的好处都超过了潜在的副作用。但要说在健康人身上用药，这种成本-收益分析就不那么清楚了。但不管怎么说，对有些与衰老相关的疾病而言，我们应该重点考虑用雷帕霉素及其类似物治疗。

杀死僵尸

阿尔茨海默病目前还没有现成的疗法。这种疾病的诊断书就像一个死刑判决，摆在患者和家属面前的可能是经年累月的痛苦。值得注意的是，研究人员用七种小鼠做的十项研究证明了，雷帕霉素可以防止认知能力下降，也能延缓阿尔茨海默病的进展。导致这个结果的一个潜在机制可能是雷帕霉素具有阻止或减少衰老细胞负担的能力。回想一下，衰老细胞通常是老旧或受损的细胞，它们会抗拒细胞凋亡机制并坚持存活，还会长期分泌促炎症因子，最终损害临近的细胞和组织。这种有毒的表达表型又被称为衰老相关分泌表型（SASP），已有的研究认为它与某些疾病的进展相关，包括最近发现的阿尔茨海默病。

这就为我们引出了第二个有希望的治疗方案——衰老细胞裂解法（senolytics）。裂解法是一类针对衰老细胞、迫使它们自杀（凋亡）的药物。一旦细胞死亡，它们就能被清除和循环利用。过去十年来，我们对衰老细胞在衰老进程中起到的作用产生了极大的兴趣。它们被证明是早衰综合征模型中加速衰老表型的主要推手，且与大量衰老疾病息息相关。但在科学家证明了去除这些细胞可以改善衰老迹象后，生物技术和制药公司才开始注意并重视这种方法。

2011年，梅奥诊所一个由八名科学家组成的团队——成员包括达伦·贝克（Darren Baker）、托比亚斯·维谢克（Tobias Wijshake）、塔玛尔·奇科尼亚（Tamar Tchkonia）、内森·勒布拉斯尔（Nathan LeBrasseur）、贝内特·柴尔兹（Bennett Childs）、巴特·范·德·斯卢斯（Bart van de Sluis）、詹姆斯·柯克兰（James Kirkland）和扬·范·迪尔森（Jan van Deursen）——设计了一个小鼠模型，可以选择性地针对携带衰老标志物"p16INK4a"的细胞。[1]当给这些小鼠注射一种能诱导衰老细胞死亡的药物时，他们发现小鼠的各种衰老表型均表现出推迟甚至倒退的迹象，甚至对本来就会加速衰老的早衰症小鼠也有同样的效果。这项发表在《自然》杂志上的突破性研究首次证明了以下原则：自然衰老会驱动生理衰老，因此消除这些细胞可以改善组织功能并延长健康期。但这个研究有个问题：该模型是用所谓的"转基因小鼠"完成的，这意味着被试小鼠经过了基因改造。要在人类身上达到同样的效果，我们需要找到不经过基因编辑就能发挥作用的药物。

研究成果发表后，迪尔森与生物技术企业家纳撒尼尔·"奈德"·戴维（Nathaniel "Ned" David）、阿肯色医科大学的

[1] D. J. Baker et al., "Clearance of p16Ink4a-Positive Senescent Cells Delays Ageing-Associated Disorders," Nature 479, no. 7372 (November 2011): 232–236.

周道洪（Daohong Zhou）博士以及旧金山湾区巴克衰老研究所（Buck Institute for Research on Aging）教授、著名衰老领域研究者朱迪·坎皮西（Judy Campisi）博士组成了新的研究团队。坎皮西一直在研究一个与迪尔森的试验中相似的转基因小鼠模型。几人一起创建了新的生物技术公司"联合"（Unity），打算开发最终可用于人类的抗衰老药物。

同时，原始论文的作者之一柯克兰博士也在寻找能够杀死衰老细胞的药物。事实上，柯克兰研究这个问题已经超过5年时间。他与此前的梅奥诊所研究团队以及劳拉·尼德霍夫（Laura Niedernhofer，之前在斯克里斯普研究所工作，现在明尼苏达大学）博士等科学家合作，试图确定针对衰老细胞的治疗通路。该团队的想法是，相关靶点可让药物有选择地杀死衰老细胞，而不伤及邻近的正常细胞。

问题是，虽然我们把某种细胞表型标记为衰老，但衰老细胞也十分多元。目前，我们还没有发现衰老细胞和非衰老细胞的单一区分特征。正因为如此，最初的靶向范式并不成功。但柯克兰的团队知道，衰老细胞整体上有个共同点，即不受细胞凋亡机制信号的影响。因此，研究团队认为，破坏这一信号通路就可以触发衰老细胞的凋亡程序。最终，他们借助生物信息学发现了几个潜在的通路，它们似乎构成了衰老细胞不死适应性的基础。[1]有趣的是，其中一些通路也被癌细胞用来规避死亡。

1　Y. Zhu et al., "The Achilles' Heel of Senescent Cells: From Transcriptome to Senolytic Drugs," Aging Cell 14, no. 4 (August 2015): 644-658.

　　研究团队还发现两种现有的药物似乎能有效地瞄准这些通路。不过，这些药物可能并不是广泛有效的。其中一种药物能有效杀死某些类型的衰老细胞，比如脂肪组织中的衰老细胞，而另一种则对血管内壁上的细胞有效。在小鼠身上同时使用这两种药物后，研究团队证明它们可以有效改善一些严重衰老疾病的症状，比如阿尔茨海默病和一种叫作"特发性肺纤维化"（IPF）的慢性肺部疾病。好消息是，其中一种名为达沙替尼（dasatinib）的药物已经获得美国食品和药物管理局的批准，另一种药物槲皮素（quercetin）则是植物萃取的补充剂。

　　联合公司在药物研发方面也取得了进展，短短数年，坎皮西和周教授的实验室中就研发出了两款很有希望的候选药物。今天，市面上已有十几家大型的上市和非上市公司竞相开发抗衰老药物，而越来越多的小型初创企业也可能后来居上。联合公司在2020年完成了其主要候选药物的骨关节炎临床试验，但很遗憾，结果令人失望。但这也只是稍稍降低了科学家们研究衰老、开发抗衰老药物的热情。即使一个候选药物不起作用（或至少说不完美），也并不意味着相关思路有问题。衰老细胞能加速衰老的证据每天都在增加。除了表明消除衰老细胞可以延缓衰老，柯克兰还证明了，把衰老细胞注入小鼠体内会产生反作用——衰老表型的加速出现。其他证据还表明，细胞裂解法与化疗、放疗等毒性治疗配合，可改善不良副作用并缓解癌症病情。

　　我们在深入开发更有效的抗衰老药物的过程中需铭记：衰老细胞本身并不是坏的。它们的存在意味着，衰老是那些正在癌变的细胞走过的弯路。随着时间的推移，我们体内越来越多的细胞会变老，随之而来的有毒环境会加速生理衰老；因此，除了直接瞄准衰老细胞，另一种延缓衰老的方法就是找到并清除衰老细胞的产物。

年轻的血液

实现上述目标的一个办法是，稀释我们身体周围循环的问题因素，并清理我们的细胞所处的环境。你可以从我们应对日趋恶化的全球环境的角度来考虑这个问题。在人类历史上，地球大气层中的温室气体、空气和烟雾污染都在不断加重，微塑料等无机物也不断污染着我们的环境。这些因素不断累积，对生物体造成了损害。科学家认为类似的事情也发生在我们体内——只不过在我们体内，不断累积的有害因素是衰老相关分泌表型、炎症因子、氧化产物、交联或聚集蛋白等。随着时间的推移，这些因素会影响细胞功能，并导致我们在各种组织和器官中看到的老化衰退。

但如果我们能把环境恢复到曾经的样子又会是怎样？就地球的例子来说，可能是恢复到生态系统的自然平衡状态。这种想法可能对我们的身体也适用，一些可以追溯到上百年前的看似非正统的实验就证明了这一点。

19世纪中期，法国生理学家保罗·贝尔（Paul Bert）做了一系列实验，他的这些实验证明了，我们可通过手术把两只白化病老鼠的循环系统连接起来，从而形成一个共享的生理系统。[1]到 20 世纪 50 和 60 年代，这个后来被称为"异种共生"[parabiosis，来自希腊语到"para"（并列）和"bios"（生命）]的技术已经被用来测试血液成分对动物寿命的影响了。这些早期的研究首次提示我们，与年轻动物共享一个循环系统（无论从哪个角度看）可以让老龄动物"恢复活力"。虽然规模不大，但这些研究表明，老龄动物与年轻动物配对可以改善老龄动物的新陈代谢并延长其寿命。随后的几十年里，异种共生的研究被暂时搁置，直到 21 世纪初，科学家们才重新拾起这个实验，并从中发现了血液中的循环因子是如何驱动或逆转衰老时钟的。

21 世纪初，在斯坦福大学的一个实验室里，一个由伊琳娜（Irina）、迈克尔·康博伊（Michael Conboy）、艾米·韦格斯（Amy Wagers）、埃里克·吉尔玛（Eric Girma）、欧文·魏斯曼（Irving Weissman）和托马斯·兰多（Thomas Rando）组成的科学家团队测试了血液循环环境对骨骼肌和肝脏（肝脏）干细胞的影响。[2]通常情况下，这些组织的干细胞功能会因衰老而退化，具体表现为再生能力下降、肌肉大小/强度整体下降，以及代谢和解毒功能下降等。但研究小组发现，老年动物与年轻动物相连并共享同一循环系统后，上述与衰老相关的变化减弱了。该小组以及其他小组的后续研究进一步证实，注入年轻的

1　P. Bert, "Sur la Greffe Animale," Comptes rendus de l'académie des sciences 61 (1865): 587-589.

2　I. M. Conboy et al., "Rejuvenation of Aged Progenitor Cells by Exposure to a Young Systemic Environment," Nature 433, no. 7027 (February 2005): 760-764.

血液可以让许多我们曾以为无法改变的衰老变化慢下来——其中似乎也包含了大脑的老化。研究还表明，动物不需要相互连接就能获得这些好处，直接输入血浆和血清等成分就能起到类似的作用。有趣的是，后来的研究还表明，注入老化的血液会让动物过早衰老，这表明血液交换不仅能让生物体变年轻，也能让它变老。

因此，科学界的下一个合乎逻辑的做法就是发现在老龄动物和年轻动物的血液中，什么因素会对细胞衰老产生如此深刻的影响。仅仅基于异种共生实验，我们还不清楚老龄动物获得的好处是由于它们血液中的问题因子被稀释了，还是因为年轻血液中包含的年轻因子具备的再生能力。更重要的是，弄清楚这个关键问题，我们才能在这项工作的基础上制订可行的干预策略。虽然一些公司贸然参与进来，开始为人们提供作为抗衰老血清的"年轻（无细胞的）血液"，但这个领域的多数科学家和初创公司更感兴趣的是不那么吸血鬼式的技术路线。多数人都认为，只要发现异种共生得以加速或延缓衰老的秘密，我们就能专心研究更有针对性和更安全的方法，从而以人工的方式提供同样的好处。更重要的是，这种方法无需年轻人争相提供血液样本来生产神奇的灵药，进而让长辈们恢复青春活力。

但截至目前，我们尚未发现年轻血液中的神奇成分，尽管一些实验室和公司正斥巨资从事相关研究。更重要的是，康博伊实验室最近的一项研究表明，年轻人的血液并没有什么特别之处，老人的血加入生理盐水和白蛋白稀释后也能恢复同样的状态。[1]如果是这样，那么我们血液中循环的因子可能在一定程度上推动了身体的衰老。最后，也可能是两种因素都在起作用。减少有毒物质的浓度显然是有益的，但另外一些因素也能营造更健康、更年轻的环境。

我们再来回顾下第八章讨论的加州大学旧金山分校索尔·维利达博士的研究。他的实验表明，将锻炼过的小鼠的血液注入到没有锻炼过的小鼠身上后，后者的认知能力明显提升，大脑衰老也可能相应减缓。这个实验室还分离出了一种被认为能导致上述效果的蛋白质。亚拉巴马大学伯明翰分校的康斯坦萨（康妮）·科尔特斯·罗德里格斯［Constanza（Connie）Cortes Rodriguez］博士的实验室也在从事运动模拟物的相关研究。她的实验室设计的一种小鼠模型的运动后诱导基因处于激活状态。从某种意义上说，实验人员已经欺骗了小鼠的肌肉，让它认为自己刚刚完成了有氧运动训练。虽然研究仍在进行，但科尔特斯的实验室已经观察到，小鼠身上从肝脏到胰腺等各种器官都明显经历了重塑，甚至患有阿尔茨海默病的小鼠大脑也是如此。这些现象足以表明，我们体内的因子和细胞功能之间的联系是复杂的。显然，一些因子会加速我们的退化，另一些因子可让我们恢复年轻时的状态。

1　M. Mehdipour et al., "Rejuvenation of Three Germ Layers Tissues by Exchanging Old Blood Plasma with Saline-Albumin," Aging (Albany, NY) 12, no. 10 (May 2020): 8790-8819.

对我们的操作系统重新编程

最后这一点在我们所谓的"细胞重编程"或"表观遗传重编程"（epigenetic reprogramming）等前沿研究中得到了很好的说明。正如我之前提到的，身体的每个细胞基本上都包含相同的固定基因组。的确，基因会突变，但它本质上仍是固定的。这就提出一个问题：基因一致的细胞是如何生成如此多样不同表型的？是什么决定了一个细胞成为胚胎干细胞还是成人神经脑细胞？答案就是我们的表观基因组。表观基因组主导着细胞的生长，它指导每个细胞内 DNA 的编码信息产生独特的表型。总的来说，细胞之间表观遗传模式的差异产生了我们组织内部的多样性。表观基因组控制着新细胞制造的速度，决定了细胞的物理结构和形状，指导细胞对压力做出反应，并帮助维持细胞群组的稳定性。很遗憾，跟其他多数事情一样，这个神奇的生理操作系统也会随时间出现故障，其信号也会被误解，从而对身体造成破坏，还可能加速衰老疾病的进展。但如果像我们可信赖的苹果售后服务专家为无法使用的苹果笔记本恢复操作系统一样，科学家们是不是也能发现为衰退的表观遗传系统重新编程的办法？这听上去十分激进。毕竟，我们不是计算机，生物学也一定比信息技术复杂得多。好吧，也可能未必……

2006 年，一个突破性的发现彻底改变了我们对表观遗传学、细胞身份甚至衰老的看法。日本京都大学前沿医学研究所（Institute for Frontier Medical Sciences）的干细胞生物学教授山中伸弥（Shinya Yamanaka）博士想要发现细胞身份的决定因素。山中伸弥博士与他当时的博士后助理高桥和利（Kazutoshi Takahashi）博士合作挑战了一项看上去十分艰巨的任务：尝试把成人细胞转化为胚胎干细胞。[1]他们首先研究了胚胎干细胞表达的基因，二人认为有些基因可能赋予了这些细胞发展成任意类型细胞的特性。他们确定了24个潜在的蛋白质因子，它们被认为可能控制了胚胎干细胞的程序。当所有这些因子被注入成年小鼠的皮肤细胞后，二人观察到了一些真正让人惊掉下巴的现象：这些细胞转变成了类似胚胎干细胞的细胞。经过一系列后续实验，他们已经证明了，没有哪个因子仅凭自身就能做到这一点，但其中四个因子（OCT 3/4、SOX2、KLF4和MYC-OSKM）的组合可以。这些后来被称为"山中因子"（Yamanaka factors）的基因受到了全世界科学家的关注和研究，并为山中伸弥赢得了2012年的诺贝尔生理学或医学奖。

山中因子的潜力横跨了科学和医学。在实验室中，它们被用来生成不同类型的细胞，如人类神经元，这样就可以在培养皿中研究它们以更好地认识疾病，而无须从死者捐赠的大脑中获取细胞。例如，生物学家能够从阿尔茨海默病患者和健康的人身上提取皮肤样本，将两者转化为干细胞（被称为"诱导多能干细胞"或"iPSCs"），然后引导干细胞发育成神经元，从而了解神经退行性疾病患者与健康人的神经元之间的差异。在

1　K. Takahashi and S. Yamanaka, "Induction of Pluripotent Stem Cells from Mouse Embryonic and Adult Fibroblast Cultures by Defined Factors," Cell 126, no. 4 (August 2006): 663-676.

医学上，诱导多能干细胞正在改变再生疗法的格局。医生不再需要依赖胚胎干细胞，因为它的道德风险很高且监管很严，现在能直接从病人的皮肤中产生干细胞。但这跟衰老有什么关系？对我来说，山中伸弥等人的发现最了不起的地方在于，山中因子重编程似乎也能让我们细胞内的衰老时钟停摆。

如果我取一个50岁男人的皮肤样本，并根据样本DNA甲基化水平来估计其生理年龄，得出的估值可能在45~50岁之间。如果我用同样的样本表达山中因子，然后在两周后重新评估表型年龄，此时的年龄估值会小于0，这意味着样本取自尚未出生的个体！这个结果意味着，我们一直认为是损伤随机累积的衰老模式及其变化可被重新编程。我们的细胞可逆转为年轻时的模样，这种默认的年轻状态就存在于我们体内。而我们要做的就是拨动开关。

近年来，我们已经发现，从衰老细胞到年轻细胞的转变不仅发生在培养皿里，而且也发生在体内。2020年，当时还是哈佛大学大卫·辛克莱尔博士实验室的研究生吕垣澄（Yuancheng Lu）博士用山中因子对小鼠进行视神经重新编程实验。[1]该团队在实验过程中恢复了小鼠因损伤或青光眼引发的视力丧失，而在跟我的实验室的合作期间，我们证明了视神经细胞的重编程也能扭转这些细胞的表型年龄。

其他实验室也提供了一些初步的证据，证明了为生理衰老

----

1   Y. Lu et al., "Reprogramming to Recover Youthful Epigenetic Information and Restore Vision," Nature 588, no. 7836 (December 2020): 124-129.

重编程的惊人潜力。加州拉霍亚（La Jolla）索尔克研究所（Salk Institute）的胡安·卡洛斯·伊兹皮苏亚·贝尔蒙特（Juan Carlos Izpisua Belmonte）博士利用重编程来延迟甚至逆转小鼠的衰老进程。[1]在这项研究中，他的团队测试了重新设置表观基因组是否足以抵消加速早衰症小鼠衰老的突变。他们没有做任何事情来改变突变本身，但证明了让小鼠表观基因组恢复年轻可将其寿命延长18至24周（相当于人类的8年左右）。他们研究"正常"小鼠时还发现，重编程可以减缓一些衰老迹象，比如提高小鼠对代谢疾病的抵抗力以及降低肌肉流失等。

然而，除了为表观遗传重编程减缓衰老等想法提供了证据，该研究还强调了一个关键点。与培养中的细胞重编程研究不同，贝尔蒙特及其团队拟定了一个他们所谓的"局部"或"循环"重编程计划，这意味着山中因子只会在短时间内开启（两天而不是几周）。原因在于，山中因子的长期表达已被证明会诱发癌症（称为"畸胎瘤"），因此是致命的。畸胎瘤是罕见肿瘤，由各种成熟的组织或器官组成，通常为牙齿、头发、骨骼或肌肉等。重编程小鼠身上长出畸胎瘤的原因在于，构成小鼠体内不同器官的完全成熟的细胞正在被转化为可以长成其他类型细胞的干细胞。肝脏不再由多数肝细胞构成，而是由干细胞构成，由此产生了其他类型细胞的大杂烩。很明显，这不是我们想要的结果。

1   A. Ocampo et al., "In Vivo Amelioration of Age-Associated Hallmarks by Partial Reprogramming," Cell 167, no. 7 (December 2016): 1719-1733.

好在贝尔蒙特及其团队发现，衰老特征在重编程过程中首先被逆转，接着才是细胞朝干细胞转变。因此，贝尔蒙特证明了，在细胞转换（"去分化"）之前结束治疗不仅可以逆转衰老，同时还能保留细胞的原始身份。表观遗传学的衰老模式被重启，曾经衰老的肝细胞变得年轻了。

但在表观遗传重编程被确定为可用于人类的治疗方法之前，我们还需要解答许多问题。例如，我们不知道这种治疗方法使用多久合适。它可能仅对特定的细胞或组织有效。我们不知道这种效果会持续多长时间。请记住，从异种共生实验中我们可以看出，暴露在衰老环境中的年轻细胞会加速衰老。我们也不知道自己是否可以将其用于全身治疗，或者是否可用它治疗特定的器官或细胞以获取最大的益处。最后，我们也不知道这种治疗的安全使用次数，以及是否在风险可控的情况下仍能带来明显的好处。

哪怕在更基本的层面，我们也不知道大自然和生物体如何完成这一惊人壮举。不知何故，细胞似乎有记忆。它们能够回到与过去非常相似的表观遗传状态，而且从各个方面讲，我们都难以在真正的胚胎干细胞和衰老细胞转化的干细胞之间做出区分。尽管所有这些问题都尚无答案，但令人称奇的表观遗传重编程却证实了衰老是可塑的。虽然时间之箭可能只有一个方向，但生物学却不一定如此。

行动起来

像表观遗传重编程等办法可能会帮助未来的人让时间倒

流，进而摆脱许多老年病。但反过来说，尽管全世界杰出的科学家们耗费了大量精力和时间，但这个逆转衰老的方法却未见得能最终落地。人类一直在努力扩大科学和技术的可能边界，从而让我们能够变可能为现实。在改善健康、延缓衰老等方面，改善不一定要通过服药或注射实现。在重大发现出现之前，我们每个人都可以先行动起来。

了解和跟踪自身的衰老过程，我们可以发现延缓自身衰老的办法，确定对自己有益的习惯，以及是否在生病之前寻求医疗建议等，我们既要享受在地球上生活的所有时光，也要为自己的健康和福祉负责。

利益冲突

在此处的结束语中，我想正式承认自己的一些财务关联，它们可能被视为与我在本书中谈到的相关内容存在潜在利益冲突。我从未打算利用这本书的平台销售或推广我参与开发的产品。我写作本书的目的一直都是引导读者了解跟踪衰老进程的各种方法。诚然，在这个过程中，我提到了与我有联系的产品或公司。然而，我开发的一些工具也能免费获取。通过我的研究工作，以及我在个人健康方面取得的成绩，我已经认识到跟踪生理年龄的巨大潜力，因此，我强烈感到它应该成为每个人的选项。我真诚地认为，科学和技术不应成为进一步扩散困扰现代社会的健康差异的手段。相反，科学应该被视为缩小这些差距的工具。归根结底，公民健康了，一个民族才算健康。

索
引

328

图书在版编目（CIP）数据

真年龄：人类衰老的新科学/（美）摩根·莱文
（Morgan Levine）著；李果译. --重庆：重庆大学出
出版社，2024.7. --（认识你自己）. --ISBN 978-7-
5689-4538-7

Ⅰ. R339.3

中国国家版本馆 CIP 数据核字第 2024MZ2065 号

真年龄：人类衰老的新科学
ZHENNIANLING：
RENLEI SHUAILAO DE XINKEXUE
[美]摩根·莱文 Morgan Levine 著
李果 译

策划编辑：姚　颖
责任编辑：姚　颖　　书籍设计：Subtle Studio
责任校对：邹　忌　　责任印制：张　策

重庆大学出版社出版发行
出版人：陈晓阳
社址：（401331）重庆市沙坪坝区大学城西路 21 号
网址：http://www.cqup.com.cn
印刷：重庆市正前方彩色印刷有限公司

开本：787mm×1092mm　1/32　印张：11　字数：240 千字
2024 年 7 月第 1 版　　2024 年 7 月第 1 次印刷
ISBN 978-7-5689-4538-7　　定价：69.00 元

版贸核渝字(2020)第 210 号